Rhea Verghese
Sahana Srinath
Chandrakala J.

Metástase

Rhea Verghese
Sahana Srinath
Chandrakala J.

Metástase

ScienciaScripts

Imprint

Any brand names and product names mentioned in this book are subject to trademark, brand or patent protection and are trademarks or registered trademarks of their respective holders. The use of brand names, product names, common names, trade names, product descriptions etc. even without a particular marking in this work is in no way to be construed to mean that such names may be regarded as unrestricted in respect of trademark and brand protection legislation and could thus be used by anyone.

Cover image: www.ingimage.com

This book is a translation from the original published under ISBN 978-620-5-64061-6.

Publisher:
Sciencia Scripts
is a trademark of
Dodo Books Indian Ocean Ltd. and OmniScriptum S.R.L publishing group

120 High Road, East Finchley, London, N2 9ED, United Kingdom
Str. Armeneasca 28/1, office 1, Chisinau MD-2012, Republic of Moldova, Europe
Printed at: see last page
ISBN: 978-620-5-73072-0

Índice

CAPÍTULO 1

INTRODUÇÃO

Isaiah Fidler disse,

"Nada em biologia é aleatório,

só há processos que não compreendemos".

Metástase é uma palavra derivada do grego que significa remoção ou migração, deslocação.[1] Distingue-se geralmente da invasão do cancro, que é a extensão e penetração directa das células cancerígenas nos tecidos vizinhos. [2]

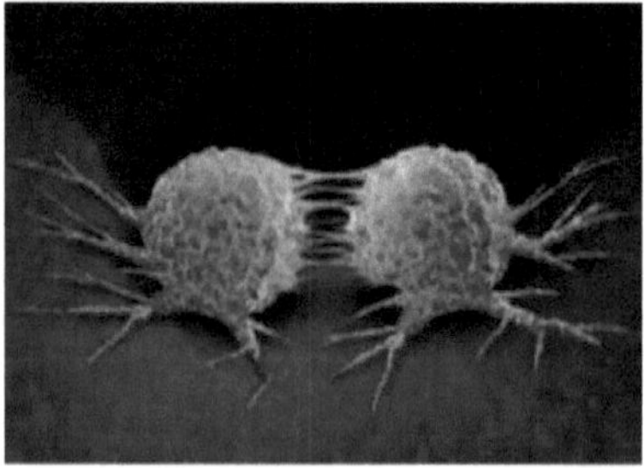

Segundo o dicionário do National Cancer Institute, a metástase é a propagação de células cancerígenas do local onde são formadas pela primeira vez para outra parte do corpo. Durante a metástase, as células cancerígenas partem do local onde são formadas pela primeira vez (cancro primário), viajam através do sangue ou sistema linfático, e formam novos tumores (tumores metastáticos) noutras partes do corpo. O tumor metastático é o mesmo tipo de cancro que o tumor primário.

Paget descreveu a metástase como a comunicação de 'sementes' (células tumorais) e solo' (o microambiente metastático). [3] O processo conota o desenvolvimento de implantes secundários descontínuos com o tecido primário possivelmente em tecido remoto.

A metástase é a principal causa de morbidade e mortalidade por cancro.[4] De acordo com os inquéritos realizados, é relatado que até 90% das mortes relacionadas com o cancro são devidas a metástases.[5]

A disseminação metastática representa a verdadeira causa do carácter maligno dos cancros. As células cancerígenas utilizam duas vias de disseminação - a via linfática e a via sanguínea. Estas vias podem levar à invasão dos órgãos distantes. [5]

A metástase é um traço característico do cancro e pode começar cedo ou tarde na formação de tumores primários e pode requerer um curto período de tempo ou décadas para se completar. [3]

Não é um processo aleatório porque o padrão de metástase produzido por diferentes cancros é previsível[21,22] . É uma cascata que inclui eventos como a remodelação do microambiente tumoral local, invasão de células tumorais no sangue ou linfa, sobrevivência em circulação, extravasamento, e crescimento num novo microambiente.

Contudo nem todos os cancros têm a capacidade de metástase, num extremo está o carcinoma basocelular da pele que raramente metástase e no outro extremo estão os sarcomas osteogénicos que teriam sido submetidos a metástase no momento do diagnóstico.

O processo de metástase continua a ser o principal desafio no tratamento do cancro e por isso é importante compreender o seu processo como as células se propagam e prosperam noutros órgãos, a diversidade molecular que as torna tão difíceis de tratar e o papel de apoio crucial do seu microambiente circundante. [6,7]

Compreender a necessidade de alvos específicos para células cancerosas metastáticas é necessário, pois ajuda-nos a compreender por que razão alguns tratamentos são menos bem sucedidos contra a doença metastática e por que razão são necessários alvos específicos contra células metastáticas.

Deve-se compreender a importância de compreender as metástases, os processos pelos quais estas células se propagam e prosperam noutros órgãos, a diversidade molecular que as torna tão difíceis de tratar e o papel de apoio crucial do seu microambiente circundante.

HISTÓRIA

Joseph-Claude-Anthelme Récamier era um ginecologista francês. Em 1829, no tratado Recherches sur le traitement du cancer, cunhou o termo "metástase" como uma definição para a propagação do cancro, o que significa remoção, migração ou deslocação.[1]

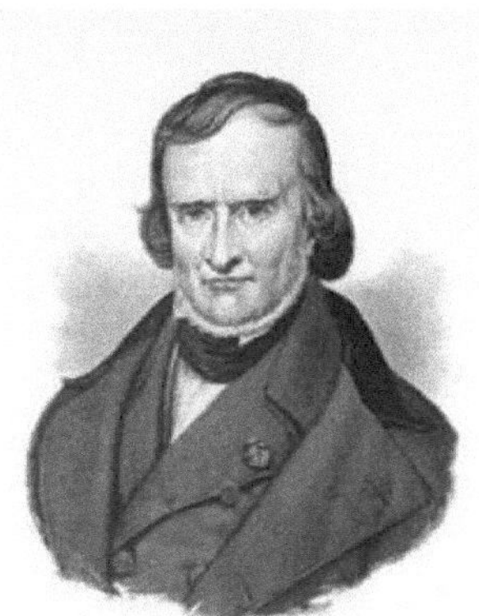

Fig 1: Joseph Recamier

Em 1858, **Rudolf Virchow** disse que as células cancerígenas se separaram do tumor primário e ficaram presas na circulação de órgãos distantes iniciando a metástase. Isto é determinado por factores mecânicos. Virchow descreveu a descoberta do envolvimento do nó supraclavicular esquerdo no cancro gástrico. Sabe-se agora que as malignidades do abdómen e tórax têm uma tendência para metástases neste local anatómico, que é geralmente referido como nó de Virchow.[8]

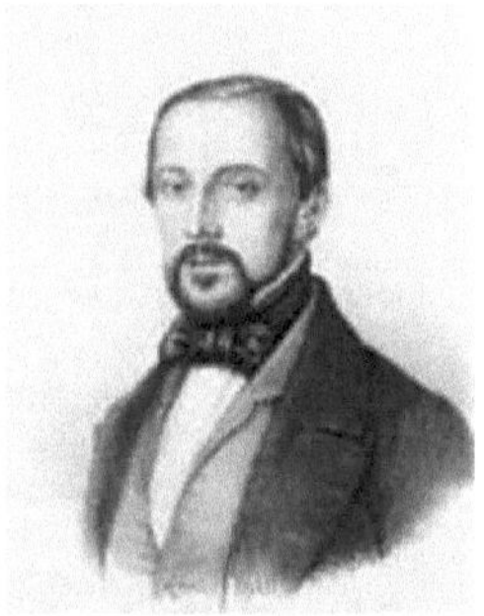

Fig 2: Rudolf Virchow

Em 1889, **Stephen Paget**, cirurgião inglês especializado no campo da oncologia, propôs a teoria "solo e semente" da metástase. Ele analisou os dados post mortem de 735 mulheres com cancro da mama e percebeu que a distribuição de órgãos de metástases nestas pacientes não ocorria devido a eventos fortuitos. Em vez disso, sugeriu que havia um crescimento preferencial de células cancerígenas (a "semente") no microambiente de órgãos seleccionados (o "solo") e que as metástases resultaram apenas quando a semente apropriada foi implantada no seu solo adequado. [9]

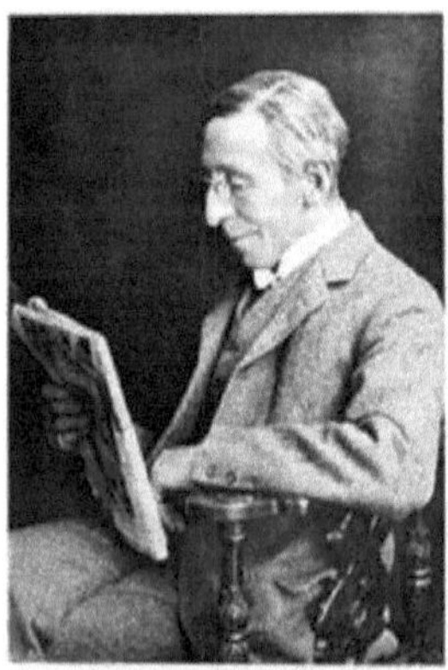

Fig 3: Stephen Paget

A afirmação de Paget de que o microambiente desempenha um papel crítico na regulação do crescimento das metástases é apoiada por vários estudos experimentais como Kinsey que implantou pequenos fragmentos de diferentes órgãos em locais ectópicos em ratos sinérgicos e demonstrou que as células de melanoma pulmonar metástasearam para pulmão normal e pulmão ectópico, mas não para quaisquer outros tecidos. [10]

Schackert e Fidler demonstraram que algumas células tumorais metástases selectivamente para regiões específicas dentro de um determinado órgão.[11]

Greene e Harvey[12] mostraram que a interacção adesiva que se formou entre as células tumorais e a superfície luminal do endotélio microvascular pode ser responsável pela determinação da localização das metástases e isto foi validado por Auerbach e colegas. [13]

Contudo, em 1928 **James Ewing**, um pioneiro da investigação metastática, desafiou a hipótese de Paget e declarou que a metástase ocorre devido ao sistema circulatório e linfático. [14]

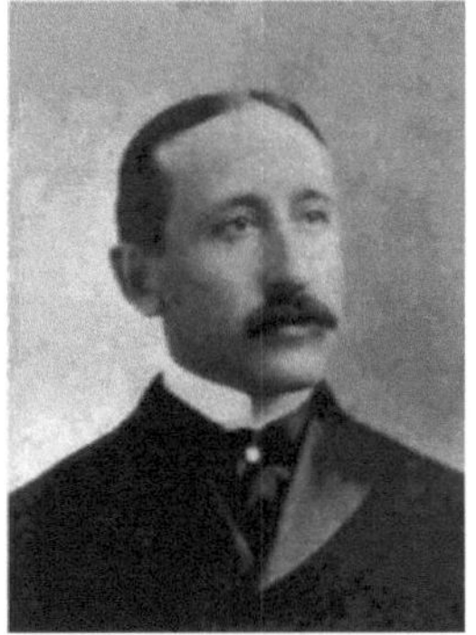

Fig 4: James Ewing

Isaiah (Josh) Fidler (1936-2020), que é creditado na construção dos alicerces da investigação da metástase e na realização de contribuições seminais que desempenham um papel crítico na oncologia actual, declarou que a metástase incluía passos sequenciais que envolvem células cancerígenas com diferentes capacidades metastáticas interagindo com o seu microambiente e outras células, deixando o solo primário e acabando por aterrar num solo agradável. [15]

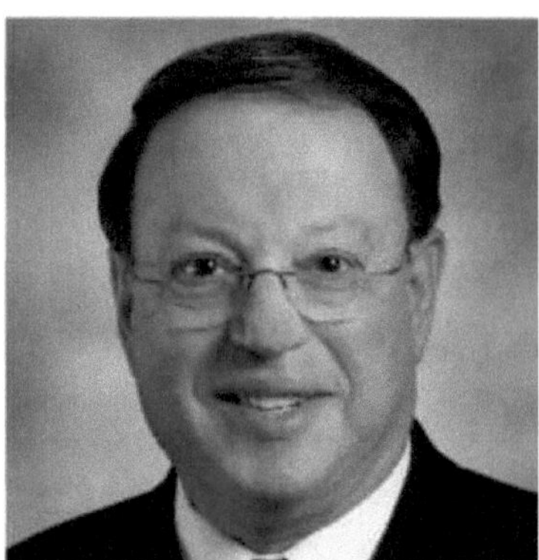

Fig 5: Isaiah Fidler

REVISÃO DE LITERATURA:

O cancro é assustador na amplitude e âmbito da sua diversidade, abrangendo genética, biologia celular e tecidual, patologia e resposta à terapia.[16] Hanahan e Weinberg, propuseram originalmente as marcas do cancro no ano 2000 (Fig. 6).[17] Isto forneceu as características essenciais da transformação neoplásica. O factor que distingue o cancro do de um tumor é a invasão. No entanto, não é suficiente para desenvolver metástase.

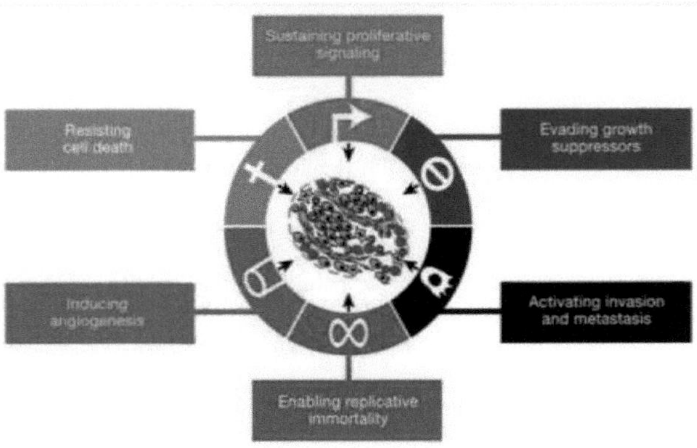

Fig 6: Marcas de Câncer: Seis marcas de qualidade originalmente propostas em 2000. Courtsey Hanahan & Weinberg 2000. [17]

Hanahan e Weinberg modificaram mais tarde as marcas no ano de 2011, acrescentando 2 novas marcas emergentes - que desregulam a energia celular, evitando a destruição imunológica; e 2 novas características facilitadoras - instabilidade do genoma e mutação e tumor promovendo a inflamação. (Fig. 7)

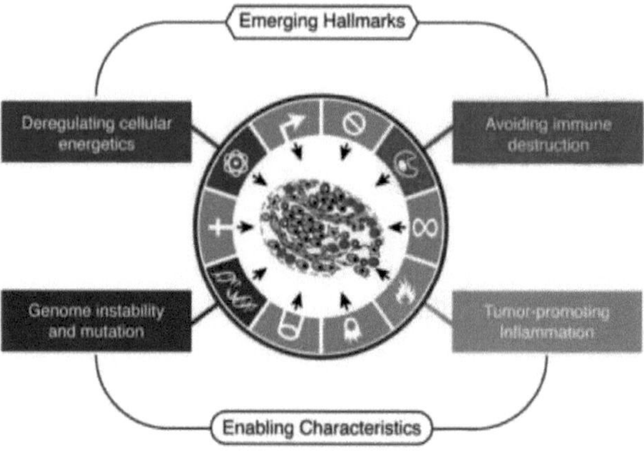

Fig 7: Características adicionadas (Courtsey:Hanahan&Weinberg:2011)

Além disso, as características emergentes e habilitantes propostas em 2022 são "desbloquear plasticidade fenotípica", "reprogramação epigenética não mutativa", "microbiomas polimórficos", e "células senescentes". (Fig 8)

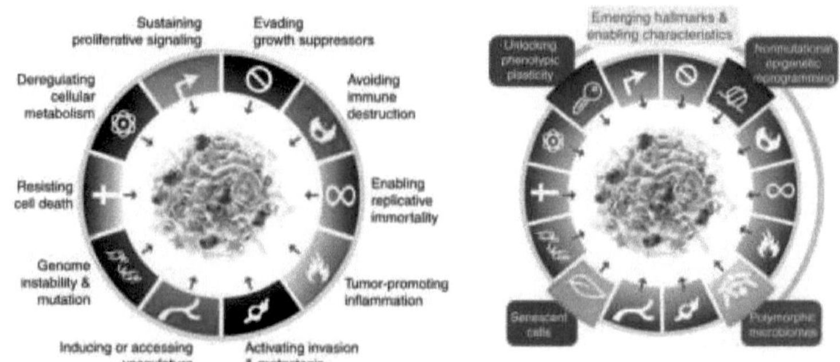

Fig 8: Outras características acrescentadas e características de habilitação
Cortesia: Douglas Hanahan: Marcas do cancro; Nova dimensão (Hanahan, 2022)

A metástase torna a evolução da célula neoplásica autónoma, criando independência do hospedeiro. A progressão neoplásica leva a que uma célula normal se transforme numa célula cancerosa metastática.

O termo metástase conota o desenvolvimento de secundários que é descontínuo com o tumor primário, possivelmente em áreas remotas.

A propagação do cancro é um processo multifactorial onde o resultado final depende de uma série de interacções sequenciais entre o tumor e o hospedeiro.

Tipos de propagação do cancro metastásico: Quadro 1

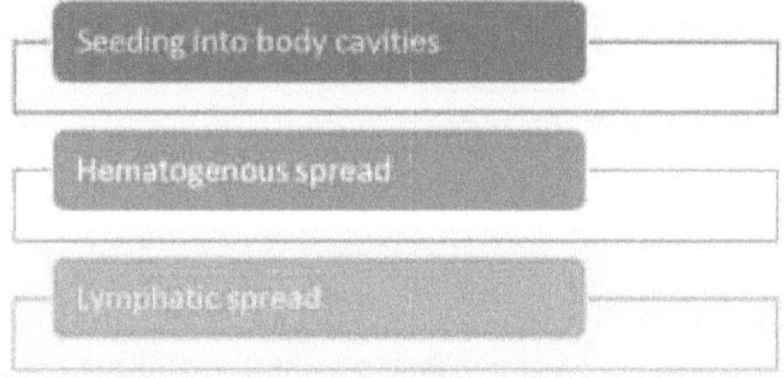

Quadro 1: Tipos de propagação do cancro metastásico

Semeadura em cavidades corporais:

A sementeira de cancros ocorre quando as neoplasias invadem uma cavidade natural do corpo. [18] O carcinoma do cólon pode penetrar a parede do intestino e reimplantar em locais distantes na cavidade peritoneal. Uma sequência semelhante pode ocorrer com cancros pulmonares nas cavidades pleurais. Neoplasias do sistema nervoso central, tais como um medulloblastoma ou epenodimoma, podem penetrar os ventrículos cerebrais e ser transportados pelo líquido cefalorraquidiano para reimplantar nas superfícies meníngeas, quer dentro do cérebro, quer na medula espinal.

Propagação hematogénica

É a consequência mais temida de um cancro. É o caminho preferido para os sarcomas, mas os carcinomas também o utilizam. Devido às paredes espessas, as artérias são penetradas com menos facilidade do que as veias. Com a invasão venosa, as células transmitidas pelo sangue seguem o fluxo venoso que drena o local do neoplasma. (Fig 9) O fígado e os pulmões são os locais secundários mais frequentemente envolvidos em tal disseminação hematogénica. Certos carcinomas têm uma propensão para a invasão de veias como o carcinoma das células renais.

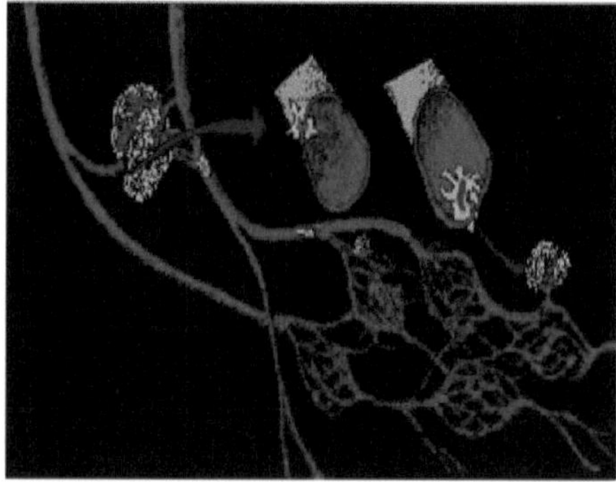

Fig 5: Propagação hematogénica: As células de um tumor primário (zona amarelada, lado esquerdo) penetram nos vasos sanguíneos (seta azul, lado esquerdo). São transportadas passivamente nos vasos sanguíneos para locais distantes do corpo.

Num local distante, as células penetram novamente na parede do vaso (seta azul, lado direito) a fim de construir a base para um novo crescimento tumoral nesse local (zona amarelada, lado direito).

Propagação linfática:

Esta via é mais favorecida pelos carcinomas, do que pelos sarcomas. A maioria dos cancros epiteliais desenvolve primeiro o crescimento metastásico, espalhando-se através de vasos linfáticos para os seus gânglios linfáticos drenantes -LNs. A detecção de metástases dentro dos LNs sentinela (SLNs; os primeiros LNs em que um tumor drena) tem grandes implicações prognósticas e terapêuticas para a sobrevivência do paciente.[19]

Apesar da importância clínica da metástase de LN, os mecanismos que levam à propagação de tumores através de vasos linfáticos permaneceram desconhecidos durante anos. A visão anterior era que os vasos linfáticos apenas desempenham um papel passivo na metástase tumoral, servindo apenas como canais para o tumor que penetra nos tecidos. Isto deveu-se à ausência de investigação científica e de interesse no campo da linfática. No entanto, isto mudou nos últimos anos. [20,21]

O padrão de envolvimento dos gânglios linfáticos depende principalmente do local da neoplasia primária e das vias linfáticas naturais de drenagem do local. Em alguns casos, as células cancerosas parecem atravessar os canais linfáticos dentro dos gânglios imediatamente próximos para ficarem presas nos gânglios linfáticos subsequentes, produzindo as chamadas metástases de saltar.[19]

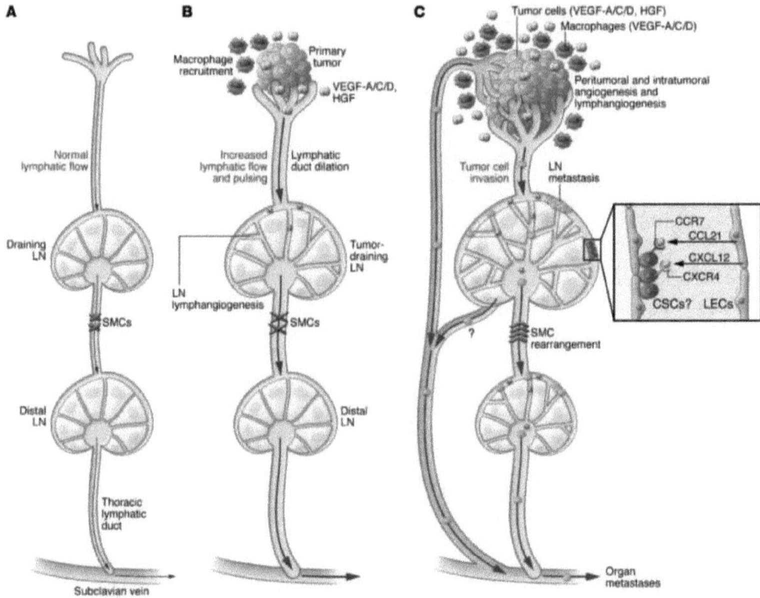

Fig 10: Mecanismos de metástase lvmnhatic. Courtsev: Sinem Karaman e A) Drenagem normal do tecido linfático através de capilares linfáticos, colectores de ymphatics, e LNs⁻ (B)Os factores linfangiogénicos produzidos por tumores pré-metastáticos, incluindo VEGF -C, VEGF-D, VEGF-A, e HGF, são absorvidos por capilares linfáticos peritumorais e são transportados através dos colectores linfáticos em direcção ao SLN drenador de tumores, onde actuam directamente nos vasos linfáticos pré-existentes para induzir a linfangiogénese do LN. Os vasos linfáticos drenadores de tumores apresentam um tamanho aumentado e um fluxo linfático e pulsante aumentado.

(C) Uma vez que as células tumorais metastáticas se tenham espalhado para os seus LNs de drenagem, servem como uma importante fonte de factores linfangiogénicos. Estes promovem a remodelação e rearranjo do SMC de vasos linfáticos distantes (pós-LN) e linfangiogénese em LN distantes e promovem metástases secundárias, incluindo metástases de órgãos, através do ducto torácico, que se liga à circulação venosa através da veia subclávia. CSC, célula estaminal cancerígena. As quimiocinas CCL21 e CXCL12, libertadas por células endoteliais linfáticas activadas (LECs) dentro dos SLNs, podem proporcionar um nicho para as células cancerosas com propriedades semelhantes às células estaminais que expressam os receptores CCR7 e CXCR4.

CAPÍTULO 2

CASCATA METASTÁTICA

A disseminação das células cancerígenas anuncia os passos iniciais da cascata de invasão-metástase.[22] Erros contínuos na segregação cromossómica durante a mitose resultam em instabilidade cromossómica que desencadeia a cascata (Fig. 11). Erros na segregação cromossómica provocam a ruptura de micronúcleos e a secreção de ADN genómico no citosol, que por sua vez estimula as vias de detecção de ADN citosólico (GMP cíclico - AMP sintetizador de genes de interferão (IFN)) e a jusante o factor nuclear κ - intensificador da cadeia de luz da sinalização B (NF-κB) activada.[23,24]

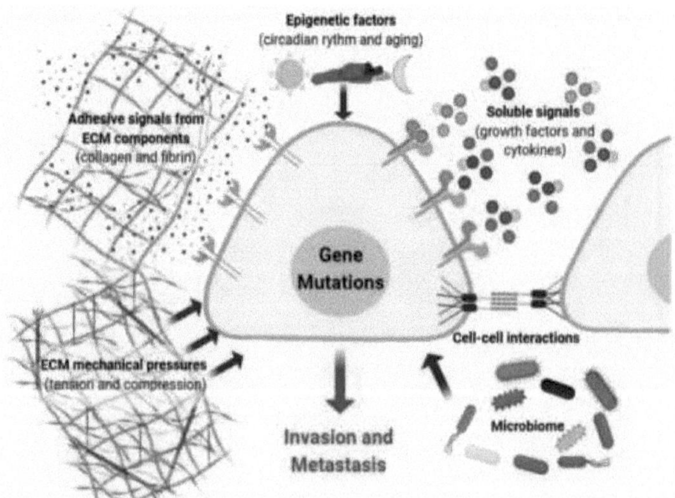

Fig11: Determinantes da metástase: A activação da invasão e metástase é desencadeada por factores epigenéticos que são induzidos por estímulos ambientais, tais como o envelhecimento e perturbações circadianas; sinais adesivos de componentes de matriz extracelular (ECM), tais como colagénio e fibrina; pressões mecânicas ECM, incluindo tensão e compressão; interacções células-células; sinais solúveis, tais como factores de crescimento e citocinas; e a microbiota intra tumoral.[24]

A propagação de tumores é um processo complexo que envolve uma série de passos sequenciais chamados de cascata de invasão-metástase (Fig. 12). Estas etapas consistem na invasão local, na intravasão em vasos sanguíneos e linfáticos, no trânsito através da vasculatura, na extravasação dos vasos, na formação de micrometástases, e no crescimento de micrometástases em tumores macroscópicos. Previsivelmente, esta sequência de passos pode ser interrompida em qualquer fase quer por factores relacionados com o hospedeiro quer por factores relacionados com o tumor. [25]

A cascata metastática pode ser subdividida em duas fases: (1) invasão do ECM e (2) disseminação vascular e localização das células tumorais

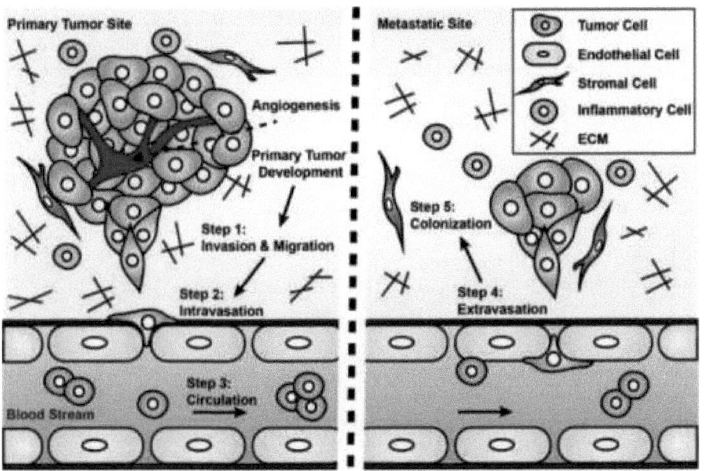

Fig 12: Visão geral da Cascata Metástática. Esquema mostrando os passos essenciais da metástase. Etapa 1: células cancerosas invadem através da membrana do porão e migram através do estroma do tumor; Etapa 2: intravasação em vasculatura; Etapa 3: a sobrevivência na circulação é caracterizada pela circulação de células tumorais na corrente sanguínea em stress de cisalhamento e fuga ao sistema imunitário antes de atingirem órgãos distantes. Depois de se ligarem aos vasos sanguíneos em torno de locais secundários, as células tumorais entram; Etapa 4: extravasamento através da barreira endotelial e Etapa 5: colonização no órgão

alvo metastásico.[25]

Invasão de Matriz Extracelular (ECM)

Como é bem reconhecido, os tecidos humanos estão organizados numa série de compartimentos separados uns dos outros por dois tipos de ECM: membranas de porão e tecido conjuntivo intersticial.

Embora organizado de forma diferente, cada tipo de ECM é composto por colágenos, glicoproteínas, e proteoglicanos. As células tumorais devem interagir com o ECM em várias fases da cascata metastática. Um carcinoma tem primeiro de romper a membrana do porão subjacente, depois atravessar o tecido conjuntivo intersticial, e por fim obter acesso à circulação através da penetração da membrana do porão vascular. Este ciclo repete-se quando as células tumorais se emboliam num local distante. Assim, para se metatar, uma célula tumoral deve atravessar várias membranas de porão diferentes, bem como negociar o seu caminho através de pelo menos duas matrizes intersticiais. A invasão do ECM é um processo activo que requer quatro etapas.[19]

A. Loosening of tumour cells

B. Local degradation of the basement membrane and interstitial connective tissue

C. Changes in attachment of tumour cells to ECM proteins

D. Locomotion

Quadro 2: Passos na invasão da Matriz Extracelular

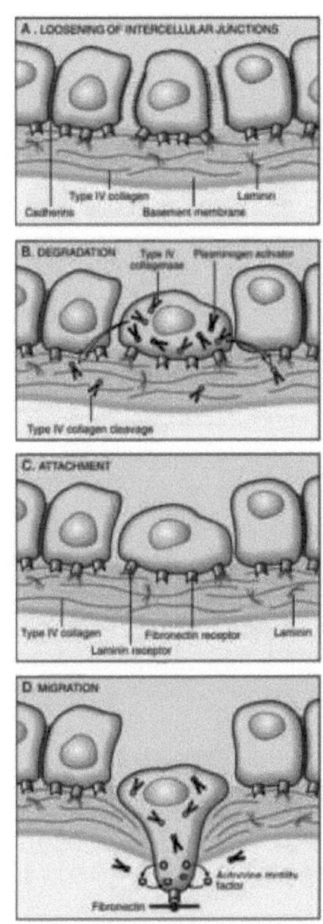

Fig 13: Invasão da Matriz Extracelular [19]

Passo 1: Afrouxamento das células tumorais. As E-cadherinas actuam como adesivos

intercelulares, e as suas porções citoplasmáticas ligam-se à P-catenin. As moléculas

adjacentes de E-cadherina mantêm as células juntas; a E-cadherina pode transmitir sinais

antigripais ao sequestrar a P-catenin. A função E-cadherin perde-se em quase todos os

cancros de origem epitelial, quer pela inactivação mutacional dos genes E-cadherin, pela

activação dos genes P-catenin, quer pela expressão inadequada dos factores de

transcrição SNAIL e TWIST, que suprimem a E-cadherin

expressão. [19][9]

Passo 2: **Degradação local da membrana da cave e do tecido conjuntivo intersticial**.
As células tumorais podem secretar as próprias enzimas proteolíticas ou induzir células
do estroma (por exemplo, fibroblastos e células inflamatórias) para estimular as
proteases. Várias famílias diferentes de proteases, tais como as metaloproteinases de
matriz (MMPs), a catepsina D, e o activador do plasminogénio uroquinase, têm sido
implicadas na invasão de células tumorais. [19]

As MMP regulam a invasão tumoral não só através da remodelação de componentes
insolúveis da membrana do porão e da matriz intersticial, mas também através da
libertação de factores de crescimento sequenciados por ECM. De facto, os produtos de
clivagem de colagénio e proteoglicanos também têm efeitos quimiotáticos, angiogénicos,
e promotores de crescimento. Por exemplo, a MMP-9 é uma gelatinase que cliva o
colagénio do tipo IV da membrana epitelial e do porão vascular e também estimula a
libertação de VEGF a partir de poços sequestrados por ECM. Os tumores benignos do
peito, cólon e estômago mostram pouca actividade de colagenase do tipo IV, enquanto os
seus equivalentes malignos exercem uma pressão excessiva sobre esta enzima. Ao
mesmo tempo, os níveis de inibidores de metaloproteinase são reduzidos de modo a que o
equilíbrio seja muito inclinado para a degradação dos tecidos. De facto, a sobreexpressão
de MMPs e outras proteases tem sido relatada para muitos tumores.[19]

Passo 3: **Alterações na ligação das células tumorais às proteínas ECM**. As células
epiteliais normais têm receptores, tais como integrinas, para a lamina da membrana do
porão que ajudam a manter as células num estado de repouso, diferenciado. A perda de

adesão em células normais leva à indução de apoptose, contudo as células tumorais são resistentes a esta. Além disso, a matriz é alterada de forma a promover a invasão e a metástase. Por exemplo, a clivagem das proteínas da membrana basal, colagénio IV e laminina, por MMP-2 ou MMP-9 gera novos sítios que se ligam aos receptores das células tumorais e estimulam a migração.[19]

Passo 4: **Locomotion**: Propulsão de células tumorais através das membranas de subsolo degradadas e zonas de proteólise matricial. A migração é um processo complexo, de múltiplas etapas. Envolve muitas famílias de receptores e proteínas de sinalização que eventualmente colidem com o citoesqueleto de actina. Tal movimento parece ser potenciado e dirigido por citocinas derivadas de células tumorais, tais como factores de motilidade autocrina. Além disso, os produtos de clivagem dos componentes da matriz (por exemplo, colagénio, laminina) e alguns factores de crescimento (por exemplo, factores de crescimento semelhantes à insulina I e II) têm actividade quimiotáxica para as células tumorais. As células do estroma também produzem agentes parácrinos de motilidade celular, tais como o factor de crescimento/ factor de dispersão de hepatócitos (HGF/SCF), que se ligam aos receptores das células tumorais.[19]

Mais recentemente, tornou-se claro que as células do estroma que rodeiam as células tumorais não apresentam apenas uma barreira estática para as células tumorais atravessarem, mas constituem um ambiente em que a sinalização recíproca entre as células tumorais e as células do estroma pode promover ou prevenir a tumourigénese. As células do estroma que interagem com tumores incluem células imunes inatas e adaptativas, bem como fibroblastos. Vários estudos demonstraram que os fibroblastos associados a tumores exibem expressão alterada de genes que codificam moléculas ECM, proteases, inibidores de protease, e vários factores de crescimento. Assim, as células tumorais vivem num ambiente complexo e em constante mudança composto de ECM, factores de crescimento, fibroblastos, e células imunitárias, com uma significativa conversa cruzada entre todos os componentes. [19]

Disseminação Vascular e Homing of Tumour Cells: Quando as células tumorais estão a circular é susceptível de destruição pelas células imunitárias do hospedeiro. Na corrente sanguínea, algumas células tumorais formam embolias por agregação e aderência aos leucócitos circulantes, particularmente as plaquetas; as células tumorais agregadas beneficiam assim de alguma protecção contra as células efetoras do hospedeiro antitumoral. [19]

A maioria das células tumorais, no entanto, circulam como células únicas. A extravasação de células tumorais livres ou embolias tumorais envolve a adesão ao endotélio vascular, seguida pela saída através da membrana do porão para o parênquima do órgão através de mecanismos semelhantes aos envolvidos na invasão. O local da extravasação e a distribuição orgânica das metástases geralmente podem ser previstos pela localização do tumor primário e a sua drenagem vascular ou linfática. [19,25]

Muitos tumores metástases para o órgão que apresenta o primeiro leito capilar que encontram após entrarem na circulação. No entanto, em muitos casos, tal não acontece. Tal organismo tropismo pode estar relacionado com os seguintes mecanismos:

- Expressão das moléculas de adesão por células tumorais cujos ligandos são expressos preferencialmente no endotélio dos órgãos-alvo

• Expressão de quimiocinas e seus receptores. As quimiocinas participam no movimento dirigido (quimiotaxia) de leucócitos, e parece que as células cancerígenas utilizam truques semelhantes aos de casa em tecidos específicos. Há uma hipótese de que o bloqueio dos receptores de quimiocinas pode limitar as metástases. Uma vez atingido um alvo, as células tumorais devem ser capazes de colonizar o local. Os factores que regulam a colonização não são completamente compreendidos. No entanto, sabe-se que, após extravasamento, as células tumorais dependem de um estroma receptivo para o crescimento. Assim, em alguns casos, o tecido alvo pode ser um ambiente não permissivo - solo desfavorável, por assim dizer, para o crescimento de plântulas tumorais. [19,24,25]

Genética Molecular da Metástase: Uma longa teoria da progressão de tumores sugere que à medida que os tumores crescem, as células individuais acumulam aleatoriamente mutações, criando subclones com combinações distintas de mutações. De acordo com esta hipótese, apenas uma pequena subpopulação das células tumorais contém todas as mutações necessárias à metástase. As experiências, no entanto, em que foi feito o perfil genético para tumores primários e para depósitos metastáticos, desafiaram esta hipótese. Por exemplo, um subconjunto de cancros mamários tem uma assinatura de expressão genética semelhante à encontrada nas metástases, embora não seja aparente qualquer evidência clínica de metástases. Nestes tumores, a maioria das células, se não todas, adquirem aparentemente uma predilecção para a propagação metastática logo no início, durante a carcinogénese primária. De acordo com esta visão, a metástase é uma propriedade intrínseca do tumor desenvolvido durante a carcinogénese e não dependente da geração estocástica de subclones metastásicos durante a progressão do tumor. [19,24,25]

TRANSIÇÃO EPITELIAL-MESQUIMAL

EMT é o processo de diferenciação trans através do qual as células epiteliais transformadas desenvolvem a capacidade de invadir, resistir ao stress, e disseminar.[17] As células epiteliais estão fortemente ligadas umas às outras e à matriz extracelular vizinha (ECM).[26] O EMT rege as alterações bioquímicas reversíveis que permitem a uma célula epitelial específica atingir um fenótipo mesenquimal e confere plasticidade epitelial-mesenquimal às células epiteliais, o que é crucial para a progressão do cancro e metástase (Fig. 14). [27]Contudo, nem todas as células originárias do sítio primário do tumor contribuem para o desenvolvimento da metástase. [24]

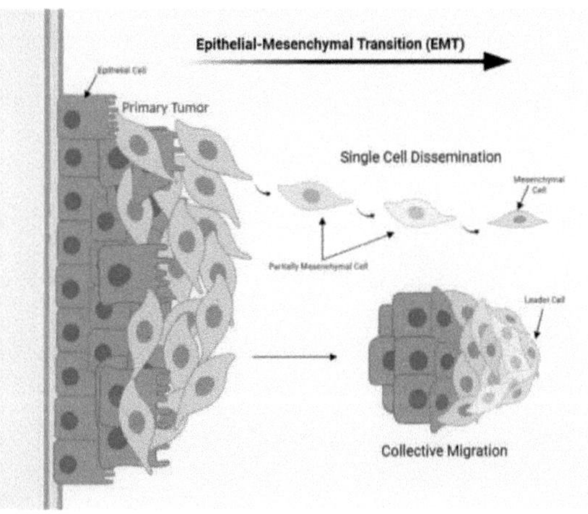

Fig 14:Transição epitelial-mesquimal (EMT): A EMT ocorre através da disseminação de uma única célula ou através da migração colectiva. [24]

No EMT, as células cancerígenas desregulam certos marcadores epiteliais (por exemplo, E-cadherin) e upregulam certos marcadores mesenquimais (por exemplo, vimentina, actina muscular lisa). Estas alterações moleculares são acompanhadas por alterações de fenótipo, tais como a alteração da forma da célula epitelial poligonal para uma forma mesenquimal do fuso, juntamente com o aumento da produção de enzimas proteolíticas que promovem a migração e a invasão.

Acredita-se que estas mudanças favorecem o desenvolvimento de um fenótipo promigratório que é essencial para a metástase. A perda da expressão da E-cadherina parece ser um evento chave no EMT, e SNAIL e TWIST são repressores transcricionais que promovem o EMT ao desregulamentar a expressão da E-cadherina. [24,30]

Recentemente, tornou-se amplamente entendido que o programa EMT é um espectro de fases de transição entre os fenótipos epiteliais e mesenquimais.[28] A transição de um estado para outro é governada por uma série de factores de crescimento e de vias de sinalização.[28,29,30] O EMT espontâneo em células tumorais primárias desloca-se entre diferentes estádios intermédios com diferentes características invasivas, metastáticas, e de diferenciação.[31] As células tumorais que expressam uma mistura de fenótipos epiteliais e mesenquimais são mais eficazes na circulação, colonização no local secundário, e o desenvolvimento de metástases.[31]

Além disso, a transcrição, a cromatina e a sequenciação do ARN unicelular mostram que as várias etapas possuem características celulares diversas, paisagens cromatinosas e assinaturas de expressão genética que são reguladas por factores de transcrição e vias de sinalização comuns e distintos. Além disso, as várias fases do EMT estão situadas em diversos microambientes e estão em contacto com diversas células estromais.[31] Por exemplo, as células metastáticas com o fenótipo mesenquimal mais pronunciado proliferam perto de células endoteliais e inflamatórias. Estas células tumorais libertam grandes quantidades de quimiocinas e proteínas para atrair células imunitárias e estimular a angiogénese, promovendo assim o desenvolvimento de um nicho inflamatório único e altamente vascularizado.[31] Os fibroblastos associados ao cancro também demonstraram conduzir e dirigir a migração das células cancerosas através do alinhamento da fibronectina.[32] Além disso, os factores de stress metabólico da hipoxia, e a rigidez da matriz desencadeiam o programa EMT nas células cancerígenas. A transição é frequentemente impulsionada por factores de transcrição que estão programados para reprimir genes epiteliais e activar genes mesenquimais. Os moduladores epigenéticos e pós-traducionais desempenham também um papel vital no controlo do processo EMT.[33,34,35,36]

Embora o EMT possa ser necessário para o início da metástase, o processo oposto de transição mesenquimal-epitelial (MET) é necessário para a progressão metastática.[24]

Os programas EMT parecem quase sempre ser desencadeados em células cancerosas por sinais heterotípicos que estas células recebem do estroma associado a tumores próximos. Assim, durante o curso da progressão tumoral, o estroma - que é composto por uma variedade de fibroblastos, miofibroblastos, células endoteliais, mielóides e linfóides recrutadas a partir de tecidos hospedeiros - assume cada vez mais o aspecto de um estroma que se forma tipicamente durante a cicatrização de vários tecidos epiteliais feridos. Este estroma "reactivo" liberta vários sinais, incluindo TGF-ßs, Wnts e certas interleucinas que colidem com células cancerígenas próximas, induzindo estas últimas a activar os seus programas EMT anteriormente silenciosos. Esta activação é geralmente reversível, e de facto as células cancerígenas que activaram programas EMT podem reverter através de uma transição mesenquimal-epitelial (MET) para o estado fenotípico em que os seus antepassados residiam antes da indução do programa EMT. [24] [31]

Invasão por Migração Colectiva: Embora o EMT seja amplamente abraçado como um importante modo de disseminação de células cancerígenas, os seus papéis precisos no comportamento tumoral primário permanecem por resolver. Por exemplo, a invasão por células tumorais primárias envolve geralmente a migração colectiva de grandes coortes coesivas de células para tecidos adjacentes, em vez da dispersão de células cancerígenas individuais.[37] A organização destes coortes parece entrar em conflito com o comportamento das células que passaram por um EMT e perderam interacções coesivas células-células, nomeadamente as mediadas por junções aderentes. Assim, estes coortes provocam a questão de saber se os programas de EMT são de facto centrais para uma eventual disseminação de células cancerígenas, como acima se sugere, ou se, em vez disso, representam apenas um de vários programas alternativos de células-biológicas que permitem a disseminação. A migração colectiva envolvendo grupos de células, que é normalmente vista nas fronteiras dos carcinomas invasivos, está melhor documentada no caso dos carcinomas da mama e dos pulmões[37] ; coortes invasivos semelhantes participam sem dúvida na invasão por outros tipos de células cancerígenas também. [38,39] As células residentes dentro destas unidades celulares invasivas continuam a expressar marcadores epiteliais chave como a E-cadherina, o que ajuda a sustentar a coesão entre as células epiteliais individuais dentro destes coortes. Além disso, a natureza policlonal das colónias metastáticas de certos cancros mamários levanta a possibilidade de estes terem surgido de aglomerados geneticamente heterogéneos de células disseminadas, em vez de terem surgido clonalmente a partir de células disseminadas isoladamente.[40] Isto levanta a questão de saber se a migração colectiva representa uma alternativa ao EMT, e se os dois programas de células biológicas são essencialmente mutuamente exclusivos. De facto, análises histopatológicas detalhadas de coortes invasivas sugerem frequentemente que o EMT participa de facto na migração colectiva.[41] Assim, estes coortes são, eles próprios, complexos internamente, com células invasoras nos bordos de ataque, abrindo caminho a grandes populações de seguidores aos quais permanecem ligados através de junções células-células.[42] Em alguns casos, um exame cuidadoso revelou que certas características mesenquimais são exibidas pelas células líderes nas frentes invasivas durante a migração colectiva. [43,41]Tais líderes invasores são susceptíveis de libertar várias proteases que degradam a matriz extracelular que de outra forma impediriam o progresso da coorte como um todo. Além disso, tais células líderes podem também possuir a motilidade associada ao EMT para permitir o movimento para a frente da coorte como um todo. Juntas, as células em extremidades invasivas podem, portanto, abrir caminho para os seguidores que constituem o grosso das falanges celulares invasivas. É necessária mais evidência experimental para abordar e clarificar com maior precisão os eventos que ocorrem nos bordos invasivos dos carcinomas e a natureza dos tipos de células normais e neoplásicas envolvidas.[37-41]

PAPEL DOS FIBROBLASTOS

O impacto dos Fibroblastos Associados ao Cancro (CAFs) na invasão e metástase do cancro ocorre através da remodelação da matriz extracelular (ECM), da modulação da transição epitelial para a metástase (EMT) nas células cancerosas, da secreção dos factores de crescimento que suportam as células cancerosas, e da influência das respostas terapêuticas. Acredita-se que isto é conseguido principalmente através da sinalização entre CAFs, células cancerígenas, e ECM exercida quer por contacto directo, secreção de citocinas, ou vesículas extracelulares (EVs).[44,45]

A cascata metastática nos cancros pode ser dividida em cinco processos principais: invasão, intravasação, circulação, extravasamento, e colonização. Os CAFs podem promover a remodelação do ECM de diferentes formas: através de factores de secreção, enzimas, e miRNAs; através da geração de rastos de ECM; e induzindo rigidez da matriz (Fig 15)[44,45] . As FACs, são uma população altamente heterogénea de células com diferentes funções. Uma das formas de explicar esta heterogeneidade poderia ser as diferentes origens que as FACs podem ter. Embora a maioria dos FAC pareça ter origem em fibroblastos residentes em tecidos [46], investigações recentes sugerem que existem outras origens dos FAC.[44-47]

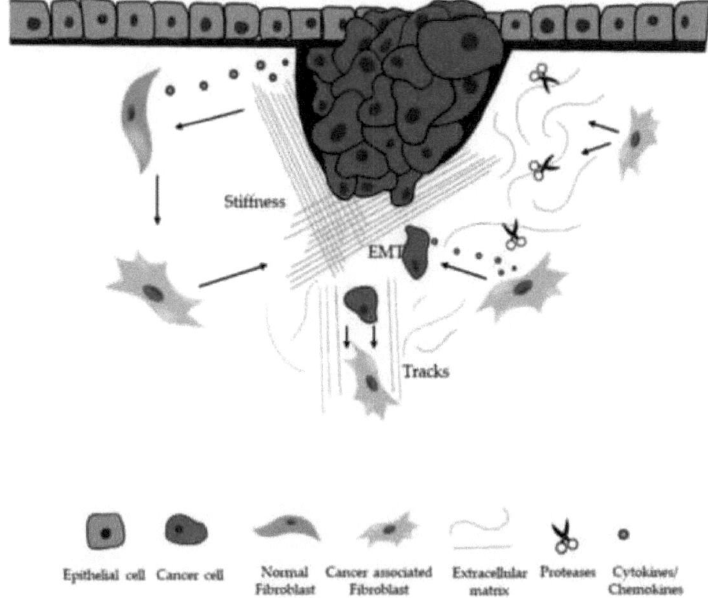

Fig 15: Remodelação ECM e EMT modulada pelas CAFs. Os CAF podem modificar o ECM para promover a invasão e metástase das células cancerosas através de: indução de rigidez da matriz; criação de pistas para a invasão das células cancerosas; secreção de proteases e citocinas. As FACs podem também induzir a EMT. [48]

A origem das CAFs

Foram demonstradas várias origens celulares diferentes de CAFs em estudos que utilizaram modelos pré-clínicos de cancro. Alguns destes estudos sugeriram que os CAFs se diferenciam das células locais no microambiente tumoral, enquanto outros estudos sugeriram que os CAFs surgem do recrutamento de progenitores circulantes que se diferenciam em CAFs à chegada à TME (Fig 16)[47,48] - Células locais na TME que demonstraram diferenciar-se em CAFs em modelos de cancro em ratos incluíam fibroblastos locais, células endoteliais, e células murais vasculares . O processo de diferenciação das células locais em CAFs inclui frequentemente a transição epitelial-mesquímica (EMT), como se viu pela diferenciação trans dos miofibroblastos das células epiteliais, ou a aquisição de morfologia mesenquimal com perda de E-cadherina activando Ras e transformando o factor de crescimento beta (TGF-ß) sinalizando[49,5] 0. Outras vias de activação da CAF incluem a diferenciação de fibroblastos residentes e células estaminais mesenquimais por uma série de miríades de factores produzidos por células cancerosas, e a transição endotelial para mesenquimal (EndMT) . Em contraste, alguns estudos implicaram células circulantes derivadas da medula óssea, muito provavelmente células estaminais mesenquimais, como sendo recrutadas em tumores onde podem diferenciar-se em CAFs.[51]

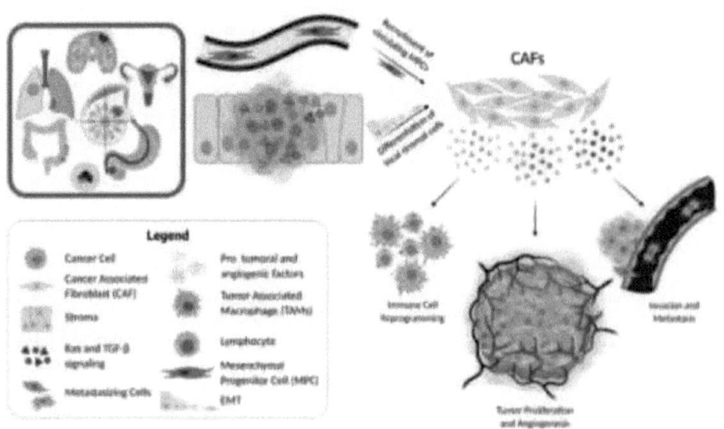

Fig 16:Este diagrama representa como as CAFs são recrutadas para o microambiente tumoral (TME) ou activadas através de vários métodos. Uma vez activadas, as FACs exercem vários efeitos protumorais, incluindo a modulação imunitária da TME, a proliferação de células tumorais e a angiogénese, e a promoção da invasão e metástases, entre outros. TGF-ß-transformação do factor de crescimento beta, EMT- transição epitelial mesenquimal. [49]

CAFs e ECM Remodelação

O ECM é um andaime 3D que consiste em cerca de 300 macromoléculas únicas que fornecem estrutura mecânica e pistas químicas para a organização celular e tecidual. O ECM também liga factores relacionados com o crescimento, motilidade, sobrevivência e angiogénese, tais como EGF, TGF-P, HGF, VEGF, e outros. O núcleo matrisoma engloba principalmente colágenos e glicoproteínas e pode ser modificado por enzimas remodeladoras secretas, tais como oxidases e proteases[52] . As células estão ancoradas neste ECM, que fornece uma estrutura estabilizadora e uma estrutura que influencia a proliferação e sobrevivência das células, mas também abriga outras pistas fisiológicas e bioquímicas para as células. Quando as células recebem sinais de entrada das pequenas saliências de ECM, chamadas filopódios, o esqueleto de actina pode ser rearranjado. [52]

A modificação do ECM é um processo fisiológico que ocorre principalmente durante o desenvolvimento, regeneração de tecidos e cicatrização de feridas.[52] Os mecanismos de remodelação incluem deposição, modificação, degradação e organização, que são rigorosamente regulamentados em condições normais. Os fibroblastos são os principais produtores de componentes de ECM e enzimas remodeladoras de ECM que contribuem para a homeostase do estroma. No entanto, no cancro, estes mecanismos são desregulamentados. O crescimento tumoral e a metástase são altamente dependentes do pé cruzado entre as células tumorais e o seu microambiente. Alguns dos principais contribuidores da remodelação do ECM relacionado com o cancro são as lysyl oxidases (LOXs) desreguladas, as metaloproteinases de matriz (MMPs), e as transglutaminases (TGMs).[53] Em

condições fisiológicas, as MMPs são controladas pelo inibidor de MMP TIMP-3,
que liga e inactiva directamente as MMPs. O equilíbrio entre TIMPs e MMPs é
fundamental para a estabilidade do ECM, mas, na expressão CRC, MMP-2 e
MMP-9 são aumentadas, juntamente com uma desregulamentação do TIMP-3 e do
colagénio tipo IV, levando à degradação do ECM.

Estas mudanças são favoráveis à proliferação celular, mas, sobretudo, também à
invasão (Fig. 15) .[53]

CAPÍTULO 3

Papel dos fibroblastos na EMT e Migração

Mesênquima vem de uma combinação das palavras gregas "mesos", que significa meio, e "encyme", que significa tecido celular. Refere-se a células que se desenvolvem em tecido conjuntivo, vasos sanguíneos, e tecido linfático. Para o desenvolvimento de metástases celulares cancerígenas, acredita-se que as células precisam de sofrer um passo adicional quando o ECM é degradado: a aquisição de características mesenquimais. Durante a progressão do tumor, o processo biológico do ECM ocorre quando as células epiteliais adquirem características mesenquimais (Fig. 15).

Os factores de transcrição EMT (EMT-TF) são activados cedo no EMT e incluem as famílias TWIST, ZEB, e SNAIL/SLUG. Estes marcadores podem, por sua vez, upregular uma pletora de genes marcadores mesenquimais e reprimir aqueles associados a um fenótipo epitelial, tais como genes envolvidos na adesão celular e na polaridade celular.[54] Tem sido relatado que o SNAIL e a ZEB desempenham papéis críticos no EMT no CRC. O SNAIL não só induz o EMT, como também exerce actividades de células estaminais cancerosas activando a expressão da interleucina-8 (IL-8).[55] A ZEB1 e a ZEB2 estão ligadas num ciclo de feedback com mir-200 e induzem a EMT e a progressão do cancro.[54]

Um dos principais indutores de EMT-TFs, e o mais estudado, é o factor de crescimento beta transformador (TGF-P), que pode modular o EMT através da via TGF- β R/SMAD.[56] O TGF- β desempenha um duplo papel nos cancros, uma vez que pode actuar de forma tumoralpressiva nas fases iniciais do desenvolvimento tumoral, mas pode melhorar a progressão tumoral em fases posteriores, promovendo o EMT e a proliferação celular.[56]

Marcadores Fibroblastos Associados ao Cancro (CAF)

As FAC foram identificadas na maioria dos estudos através da sua expressão de "marcadores de FAC", tais como a proteína de activação de fibroblastos alfa (FAP) e a actina muscular lisa alfa (aSMA), marcadores que são sentidos para separar as FAC dos fibroblastos normais. O que distingue as FAC dos fibroblastos normais é que interagem com células tumorigénicas na TME e persistem num estado hiperactivado que melhora a progressão do cancro através de várias vias diferentes. Infelizmente, a expressão dos marcadores de FAC é extremamente heterogénea e varia fortemente entre diferentes subpopulações de FAC. [57,58]

Alguns marcadores comuns de CAF que foram identificados incluem actina alfa lisa muscular (a-SMA), vimentina, proteína de activação de fibroblastos (FAP), proteína 1 específica de fibroblastos (FSP1), e receptor de factor de crescimento derivado de plaquetas alfa/beta (PDGFR- α / β).[57,58]

Quadro 3: Quadro resumo dos diferentes tipos de cancro, e os marcadores que têm sido utilizados para identificar os fibroblastos associados ao cancro (CAF) no contexto dos seus respectivos microambientes tumorais. [49]

Cancer Type	Markers
Breast	α-SMA, FAP, PDGFRα, PDGFRβ, CD29, NG2, FSP1, vimentin, PDPN
Lung	α-SMA, FAP, vimentin, PDGFRβ, CD90, PDPN
Skin	α-SMA, FAP, vimentin, PDGFRα
Genitourinary: Bladder	α-SMA, FAP, CD90, vimentin, PDGFRα, PDGFRβ, MFAP5, FSP1
Genitourinary: Prostate	α-SMA, vimentin, FAP, FSP1, PDGFR-α, PDGFRβ
Genitourinary: Renal	α-SMA, FAP, POSTN
Genitourinary: Ovarian	α-SMA, FAP, FSP1, FGF-1
Genitourinary: Endometrial	α-SMA, FSP1, FAP, vimentin
Gastrointestinal: Colorectal	FAP, α-SMA, vimentin, FSP1, PDGFR-α
Gastrointestinal: Esophageal	vimentin, a-SMA
Gastrointestinal: Gastric	FAP, α-SMA, FSP-1, vimentin, PDGRFα, PDGFRβ
Gastrointestinal: Pancreatic	α-SMA, vimentin, FAP, PDGFRβ, FSP1, PDGFR-α

Cancer Type	Markers
Gastrointestinal: Liver and Biliary System	α-SMA, FAP, FSP1, PDGFR-β, periostin
Gastrointestinal: Oral	FAP, α-SMA, vimentín
Head and Neck	α-SMA, PDPN, FAP, PDGFR-α, PDGFR-β, FSP1, NG2
Endocrine/Neuroendocrine	A-SMA, FAP

α -SMA-alpha actina muscular lisa, proteína de activação FAP-fibroblasto, PDGFRa-receptor de factor de crescimento derivado de plaquetas alfa, PDGFRp- receptor de factor de crescimento derivado de plaquetas beta, NG2-neural/glial antigénio 2, FSP1-fibroblasto proteína específica 1, PDPN-podoplanina, MFAP5-microfibrilares proteína associada 5.

PAPEL DO SISTEMA IMUNITÁRIO NA METÁSTASE

Qualquer influência do sistema imunitário no crescimento do cancro é simultaneamente subtil e complexa. A existência de material potencialmente imunogénico, sob a forma da massa tumoral primária, pode ser esperada para o hospedeiro e ser eficaz para facilitar a eliminação de pequenos tufos de células cancerígenas circulantes. Paradoxalmente, porém, o sistema imunitário parece nem sempre actuar como limitador da propagação metastática.

Foi demonstrado que a agregação de células tumorais linfocitárias aumenta o tamanho dos êmbolos e assim aumenta o aprisionamento não específico das células neoplásicas com um consequente aumento da carga tumoral metastática. Além disso, muitos dos glóbulos brancos, tais como leucócitos e monócitos, são a fonte de potentes factores angiogénicos necessários para a indução da vascularização do tumor. Assim, uma vez ocorrida a paragem, ou mesmo quando as células tumorais se estabelecem em órgãos secundários, uma resposta imunitária poderia ter o efeito indesejável de estimular a neovascularização e assim estimular o crescimento do cancro.

Priming the premetastatic nicho

Os sítios secundários não recebem células cancerígenas invasoras passivamente. De facto, o microambiente hospedeiro, denominado nicho pré-metastático (PMN), é selectivamente primado pelo tumor primário mesmo antes do início da metástase.[59] O desenvolvimento de um PMN é um processo em várias etapas que envolve factores secretores e vesículas extracelulares que induzem fuga vascular, remodelação de ECM, e imunossupressão.[59] Microscópios de alta definição têm obtido imagens de células cancerosas que partilham material biológico com células menos malignas, tornando estas células mais cancerosas.[60] As células cancerígenas libertam vesículas que transportam RNA mensageiro transcrito de genes que estão envolvidos na migração celular e metástase, que são depois aceites por outras células. [59,60] Após as células hospedeiras engolirem estas vesículas, as células humanas que não exprimiram um fenótipo maligno começam a migrar mais rapidamente. Os genes transferidos também aumentam a capacidade das células para invadir outros órgãos. Como tal, as características metastáticas podem ser transferidas através da troca extracelular de vesículas.[59]

Os tumores primários libertam quantidades significativas de exosomas que transferem factores promotores de invasão, tais como microRNAs (miRNAs), para células cancerosas tumorrigénicas.[61-63] Por exemplo, o miR-10b é transportado e libertado por exossomas e conduz a propriedades metastáticas nas células cancerosas da mama.[64] Além disso, os factores de sinalização mediados por exossomas activam a sinalização do receptor do factor de crescimento epidérmico (EGFR) para apoiar a metástase do cancro.[65] Os exossomas que exprimem os ligandos EGFR, tais como a amphiregulin, activador do plasminogénio tipo tecido, e/ou a anexina II, aumentam consideravelmente a invasão das células cancerígenas.[66-69]

Além disso, os exossomas secretam indutores de EMT que estimulam a progressão de EMT nas células epiteliais hospedeiras, proporcionando-lhes a capacidade de invadir e metástase.[69-74] Além disso, os exossomas têm a capacidade de remodelar o ECM através da interacção com fibroblastos, células do estroma, e células endoteliais para degradar componentes associados às proteases, tais como colagénio, laminina, e fibronectina.[75] O ECM em alteração exosómica apresenta uma proliferação crescente de células do estroma, migração e sobrevivência de células cancerosas, e resistência das células tumorais a sinais apoptóticos. Isto, juntamente com o efeito de quimiocinas e factores de crescimento, leva à formação de um novo microambiente para células cancerígenas, células imunitárias, e outros constituintes do estroma que é referido como PMN,[76-79] onde as células metastáticas podem parar, extravasar, e finalmente colonizar.[80-82]

Factores epigenéticos e metástases

Alterações físicas relacionadas com a idade no ECM promovem ou inibem a motilidade das células tumorais, invasão e metástase. As alterações na motilidade das células imunitárias levam a alterações no microambiente imunitário.[83] Os doentes idosos com melanoma tendem a desenvolver menos metástases nos gânglios linfáticos proximais, mas têm mais metástases distais, com pior sobrevivência do que as dos coortes mais jovens.[84] Através da análise in vitro, a permeabilidade linfática aumentada das membranas endoteliais demonstrou ser a razão deste fenómeno, uma vez que os gânglios linfáticos dos doentes mais velhos exibiam menos complexidade ECM em comparação com a dos gânglios linfáticos dos doentes mais jovens com melanoma metastático.[84] Outras análises revelaram que o hialuronano e a proteína de ligação proteoglicana 1 *(HAPLN1)* é responsável pelo controlo da permeabilidade endotelial.[83,84] O nocaute genético aumentou a permeabilidade endotelial e a capacidade invasiva de disseminação das células do melanoma.[83] Outros factores, tais como a diminuição da adesão celular dependente de células endotelial-caderina e a fraca adesão celular-cadélula ECM através

de integrinas al e pi, desempenham um papel no aumento da permeabilidade dos gânglios

linfáticos.[84]

As mutações cromatinosas surgiram recentemente como importantes mediadores do

desenvolvimento do cancro. As alterações cromatinosas induzem as células a adquirir

características oncogénicas completas. Além disso, as condições genéticas, ambientais e

metabólicas influenciam a cromatina a tornar-se permissiva ou restritiva. A plasticidade

epigenética é exibida quando a cromatina permissiva induz a expressão oncogénica para

promover o desenvolvimento metastático.[85]

A contribuição do microbioma para a metástase do cancro

O conceito de "microbioma tumoral" tem origem no facto de terem sido detectadas

bactérias dentro dos próprios tumores. Embora não tenham sido estabelecidas ligações

com os resultados e a sobrevivência dos doentes, foram relatados micróbios que

conferem vulnerabilidade a cancros específicos.[86]

A translocação bacteriana visa selectivamente tumores que têm ricas redes vasculares e

magnetismo quimiotáxico. As bactérias anaeróbias e/ou facultativas, especificamente,

sobrevivem vigorosamente em microambientes de tumores hipóxicos.[87,88] As bactérias

tumorais são metabolicamente activas, levando a alterações na estrutura química de

alguns agentes quimioterápicos e afectando a resposta à terapia.[89,90] As

Gama-proteobactérias localizadas em tumores pancreáticos conferem resistência à gemcitabina, um fármaco comumente utilizado em cancros gastrointestinais.[91-93] O *Fusobacterium nucleatum* também promove resistência no cancro colorrectal, iniciando a autofagia e activando receptores tipo Toll-like nas células cancerosas.[93]

As bactérias Intratumoural modulam ainda mais o sistema imunitário. Embora algumas bactérias estimulem a imunidade antitumoral, outras promovem a imunossupressão, afectando a resposta à imunoterapia.[94-99] A proteína Fap2 de *Fusobacterium* impede a activação de células assassinas naturais (NK), protegendo as linhas celulares de adenocarcinoma da actividade antitumoral das células NK.[100]

O papel do ciclo circadiano na tumourigénese

O relógio circadiano controla um vasto espectro de processos na fisiologia celular através de vias metabólicas e de expressão genética.[101] Estudos epidemiológicos sobre trabalhadores nocturnos, horários de refeições e exposição à luz associaram alterações nos padrões circadianos à tumourigénese, indicando que um mecanismo epigenético activo pode ser responsável por alterações de genoma alargado.[102-108]

As interrupções do relógio Circadian foram correlacionadas com a iniciação e progressão do cancro. Alterações adicionais nos complexos de transcrição e no metabolismo celular impulsionam a progressão do cancro, influenciando as interacções celulares cancerígenas com o microambiente. O oncogene MYC desempenha um papel no metabolismo cíclico das células do osteosarcoma, levando ao aumento do consumo de glicose e glutamina.[109]

Além disso, vários genes reguladores circadianos têm sido ligados à expressão do MYC.

O regulador circadiano criptocrómico 2, um repressor circadiano, promove a degradação

do MYC.[110] Além disso, o dedo de zinco e a proteína 17 (MIZ1), uma proteína de ligação

a MYC, reduzem a expressão do gene do relógio central. Além disso, a expressão do

cérebro e músculo tipo ARNT 1 está inversamente correlacionada com MYC.[111]

Contudo, é necessária mais investigação para elucidar o mecanismo através do qual

outras entradas circadianas, tais como nutrição, afectam o metabolismo circadiano e a

metástase. As células iniciadoras de metástase CD36+ dependem do ácido palmítico, um

lipídio dietético, para promover a metástase. O bloqueio do CD36 inibe a capacidade

metastática, sugerindo que uma dieta rica em gorduras aumenta especificamente o

potencial metastático das células iniciadoras de metástases.[24,112]

Microambiente imune que rodeia o tumor

O microambiente imunitário que envolve o tumor tem um impacto significativo no

potencial metastásico das células disseminadoras. Um estudo comparou pessoas cujos

tumores eram metastáticos com aqueles cujos tumores não eram metastáticos em mais

de 800 pessoas com cancro colorrectal. Os tumores primários de ambos os grupos

tinham padrões de mutação semelhantes nos genes do cancro; contudo, os tumores

metástatados tinham menos células T citotóxicas. Além disso, as extremidades

invasivas das células tumorais disseminadas tinham densidades mais baixas dos vasos

linfáticos, que transportam células imunitárias. Estas alterações contribuem para a

metástase e implicam que as imunoterapias que aumentam as respostas das células T podem prevenir a metástase em pessoas com cancro em fase inicial.[24]

INTRAVASÇÃO

A disseminação de células cancerígenas aos órgãos através da luz da vasculatura, é mediada activa ou passivamente.[106] Isto depende do tipo de tumor, microambiente, e vasculatura.[107] As restrições arquitectónicas dos tecidos impõem algumas pressões mecânicas sobre as células tumorais invasoras durante a vasculatura.[108] Quando a compressão nuclear acontece, desafia a integridade do núcleo da célula invadida. Isto causa a ocorrência de rearranjos genómicos, o que aumenta o potencial metastásico.[108]

As integrinas são os principais receptores de adesão celular que estão envolvidos em quase todas as etapas da progressão do cancro, desde o desenvolvimento do tumor primário até à metástase. A expressão alterada da integrina é frequentemente detectada em tumores, onde as integrinas têm papéis de apoio à sinalização do receptor do factor de crescimento oncogénico (GFR) e à migração e invasão das células cancerosas dependentes do GFR.[109] Além disso, as integrinas regulam o processo de colonização em locais metastáticos, facilitando a sobrevivência das células tumorais em circulação (CTC) independente da ancoragem. As células metástáticas utilizam E- cadherin em locais metastáticos para destacar, disseminar, e semear.[110] Isto promove a sobrevivência das células metastáticas e bloqueia a apoptose reactiva mediada por oxigénio. Como tal, a inibição da E-cadherina nas células metástáticas do cancro da mama pode conter um potencial terapêutico contra o cancro da mama.[110]

CIRCULAÇÃO: SOBREVIVÊNCIA DAS CÉLULAS TUMORAIS EM CIRCULAÇÃO

A maioria das células cancerosas intravasadas enfrenta uma viagem difícil através do sistema circulatório. As interacções entre os CTC e os componentes microambientais da circulação determinam a sobrevivência e extravasamento dos CTC em locais distantes. [111-113]

A maioria dos CTC circulam como células únicas, enquanto outros viajam em grupos/clientes (Fig.17). Os agrupamentos circulantes, por outro lado, são muito mais propensos a formar metástases. Os aglomerados contêm células estromais e componentes imunitários do microambiente original, que contribuem para a heterogeneidade do aglomerado e aumentam a sua sobrevivência. [114-116] Os neutrófilos ajudam a formar clusters e a suprimir a activação de leucócitos, aumentando as hipóteses de sobrevivência do CTC. [116] Além disso, a interacção dos CTC com plaquetas resulta na formação de um escudo de revestimento de plaquetas em torno de células cancerosas, o que impede a detecção de CTC por células imunitárias e fornece a estrutura necessária para resistir às tensões físicas da circulação. [24,117-119]

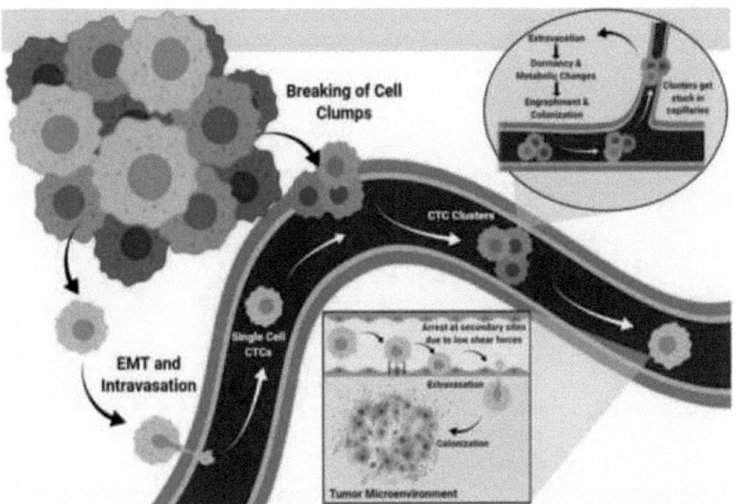

Fig 17: As células cancerígenas circulam como unidades individuais ou em aglomerados. Após pararem em locais secundários ou ficarem presas em capilares, as células tumorais circulantes (CTC) extravasam e colonizam os seus novos nichos. Algumas células sofrem de dormência como um mecanismo de adaptação ao novo ambiente stressante. [24]

Um factor importante no processo metastático é a capacidade dos CTCs de aderirem e extravasarem através das células endoteliais e colonizarem o PMN.[118] Assim que os CTC obstruem os capilares, ou extravasam pela migração transendotelial ou crescem dentro do vaso antes de uma eventual extravasação e colonização do PMN.[119-120]

Resistência às forças vasculares e à pressão mecânica

Os CTCs detectam e respondem à mecânica dos tecidos, causando alterações dos tecidos a curto ou longo prazo, tais como endurecimento, compressão e deformação da ECM, desdobramento de proteínas, e remodelação proteolítica. [24,122] Prevê-se a presença de tensões mecânicas durante o crescimento metastático, quando os CTCs saem das artérias, e quando são presos em locais distantes. A localização e eficácia do alojamento dos CTC em locais distantes, padrões de fluxo permissivo em regiões vasculares, e todos estes factores são importantes no processo metastático distante. [123] Quando a capacidade de aderência dos CTC excede a tensão de corte do fluxo sanguíneo, a capacidade dos CTC de viajar na corrente sanguínea é interrompida. [24,123] Por conseguinte, a maioria dos CTC estabiliza e interage com as células endoteliais em áreas com um fluxo hemodinâmico mínimo. Os CTC isolados podem posteriormente organizar-se em grupos intravasculares nestas áreas. Os CTC são quebrados pelo fluxo sanguíneo depois de se alojarem na microvasculatura. Como resultado, são produzidas moléculas intermédias imuno-interactivas, que encorajam a extravasação e o desenvolvimento de metástases a partir dos CTCs que sobrevivem. [24,124]

Papel das quimiocinas e citocinas

Uma variedade de quimiocinas, proteínas complementares que guiam as células tumorais através da vasculatura, substâncias metabólicas que têm um efeito antioxidante, e outras variáveis estão frequentemente envolvidas na migração de células metastáticas que estão em circulação. O factor estimulante da colónia de macrófagos granulócitos, que é elevado na obesidade, e as citocinas como a IL-5 ajudam a metástase do cancro da mama e causam neutrofilia pulmonar em ratos obesos. [125] A produção de IL-6 e IL-8, duas substâncias químicas imunes que estimulam as vias bioquímicas e ajudam a migração tumoral, é também aumentada pelas células cancerosas apinhadas. Quando comparados com os grupos de controlo, os tratamentos experimentais que bloquearam os receptores de IL-6 e IL-8 em modelos de cancro da mama de ratos reduziram a metástase para os gânglios linfáticos, pulmões e fígado. [24,126]

Mais evidências apontam para a libertação de IL-1 por tumores metastáticos, o que desencadeia a libertação de IL-17 por delta gama () células T, inibindo linfócitos CD8+ T citotóxicos e encorajando a metástase. [24,127]

Diagnóstico e direccionamento dos CTCs

A categorização dos CTC e a subsequente análise tumoral foram tornadas possíveis através do enriquecimento. [24,129] O ADN livre de células (cfDNA) fornece novo material genético para posterior investigação em ensaios, enquanto que a identificação de CTC ajuda na reflexão sobre as bases moleculares dos tumores metastásicos. Em doentes com elevadas contagens de CTC, o cfDNA reflecte a heterogeneidade dos CTC, permitindo a monitorização da carga metastática para a tomada de decisões clínicas. [24,128] O perfil de CfDNA também monitoriza o carácter subclonal da propagação do cancro. Devido a isto, a biopsia líquida de CTCs e/ou cfDNA no sangue periférico pode ser capaz de melhorar a nossa compreensão da biologia metastática. No entanto, é importante considerar se os métodos existentes de enriquecimento e detecção de CTC permitem a identificação de células iniciadoras de metástases reais e se a biópsia líquida pode ser empregada para o efeito. [24,128,129]

A sensibilidade limitada dos ensaios de detecção de CTC tem impedido a eliminação de CTC durante um período muito longo. Além disso, o desenvolvimento mais rápido foi impedido pela exclusão dos indivíduos com metástases dos estudos clínicos. Mas os recentes desenvolvimentos na disciplina alteraram o paradigma dominante e aumentaram as expectativas de realização futura. Foi criada uma técnica fotoacústica para aplicação directa em doentes com melanoma, permitindo a detecção in vivo de muito poucos CTC e a sua posterior erradicação utilizando pulsos laser. Isto ilustra como tais métodos podem ser terapeuticamente eficazes. Além disso, quando comparados com CTCs individuais, os clusters de CTC de doentes com cancro da mama e modelos murinos têm diferentes perfis de metilação do ADN. As estratégias terapêuticas futuras podem visar isto, para além das variações fenotípicas. [24,130]

INTERACÇÕES EM TRÂNSITO

Na realidade, as células cancerígenas que penetraram com sucesso no microambiente do estroma que rodeia os tumores primários podem penetrar tanto no sangue como nos vasos linfáticos. A propagação das células cancerígenas aos gânglios linfáticos drenantes é uma característica clínica significativa que é tomada em consideração durante o estadiamento histopatológico da doença e está consequentemente ligada a prognósticos específicos. Há poucas provas que sustentem a ideia de que os gânglios linfáticos drenantes servem como regiões transitórias de estadiamento onde um número considerável de células cancerígenas pode parar antes de passar para a corrente sanguínea e depois para locais distantes no corpo, ainda que as células cancerígenas possam promover a formação de vasos linfáticos através do processo de linfangiogénese - um processo que está ligado à progressão da doença. [21,22,131] Portanto, estes minúsculos depósitos metastáticos servem provavelmente como becos sem saída das células cancerosas e servem em grande parte como marcadores substitutos para medir o grau de difusão simultânea e paralela do tumor primário para a circulação geral. É por isso que a explicação que se segue irá concentrar-se no movimento hematogénico das células cancerígenas, uma vez que este é provavelmente o principal caminho que as células cancerígenas metastáticas tomam antes de se infiltrarem e colonizarem outros tecidos. [22]

Está longe de ser certo que as células cancerosas intravasadas viajarão em segurança para lugares anatómicos distantes. Enquanto uma célula cancerosa pode precisar apenas de alguns minutos para viajar através da corrente sanguínea, os CTCs enfrentam inúmeros desafios quando viajam para o parênquima de tecidos distantes. As dificuldades físicas da vida em circulação, incluindo como perda de adesão a um substrato, fluxo hidrodinâmico, e stress de cisalhamento, têm precedência neste contexto. Além disso, as células cancerígenas na circulação são susceptíveis a uma resposta imunológica, particularmente das células NK que visam a sua rápida eliminação.

No entanto, algumas interacções, particularmente as que envolvem plaquetas, neutrófilos, monócitos/macrófagos, e células endoteliais, podem de facto promover a migração de células cancerígenas circulantes para e extravasamento em locais distantes. (Fig. 18)[22,132]

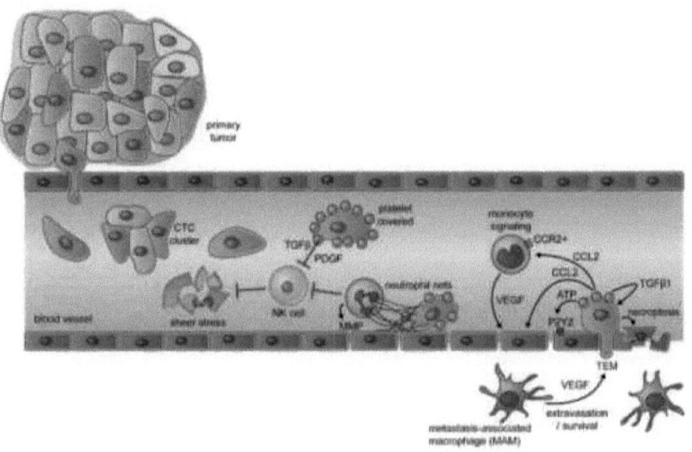

Fig 18: Interacções em Trânsito: As células do carcinoma que escapam de tumores primários podem entrar na circulação, quer como células tumorais circulantes únicas (CTC), quer como aglomerados de CTC multicelulares. A corrente sanguínea representa um ambiente hostil para os CTC, expondo-os a uma rápida depuração por células assassinas naturais (NK) ou fragmentação devido às tensões físicas encontradas no trânsito através da circulação. As células do carcinoma ganham protecção física e imunitária através da acção das plaquetas, que revestem os CTC pouco tempo após a sua intravasão. Os neutrófilos também podem proporcionar

protecção contra ataques de células NK, contribuindo ao mesmo tempo para o aprisionamento físico e extravasamento dos CTCs. Uma vez alojados num capilar, as plaquetas activadas e as células cancerígenas secretam uma série de factores bioactivos que podem agir sobre monócitos, células endoteliais, e as próprias células cancerígenas. Os efeitos colectivos destas interacções promovem a migração transendotelial (TEM) das células cancerígenas, que pode ser auxiliada por macrófagos associados à metástase (MAMs) no parênquima alvo. Em vez do TEM, as células cancerígenas presas podem também proliferar intraluminalmente (não mostradas) ou induzir necroptose nas células endoteliais. [22]

Interacções com Plaquetas

Uma vez na corrente sanguínea, os CTC ligam-se rapidamente às plaquetas. Esta associação é provocada pelo factor de tecido que a superfície das células cancerosas apresenta. [133] Dependendo da rapidez com que os CTCs são introduzidos na corrente sanguínea, isto pode causar desequilíbrios nos controlos homeostáticos normais da coagulação. Como resultado, os doentes com cancro podem experimentar certos sintomas de coagulação, tais como microtrombos, coagulação intravascular disseminada, e mesmo embolias pulmonares significativas.[22,134]

As plaquetas também ajudam na propagação de tumores. Desde que estudos realizados nos anos 60 mostraram que a indução experimental de trombocitopenia pode ter um efeito anti-metastático, o papel das plaquetas no processo metastático tem sido reconhecido. Há muito que se sabe que uma contagem elevada de plaquetas está associada a um mau prognóstico clínico através de uma variedade de carcinomas. [22,134] Numerosos compostos bioactivos encontrados nas plaquetas têm a capacidade de afectar o curso do cancro, e a investigação actual identificou uma série de mecanismos pelos quais as plaquetas podem alterar o destino das células cancerígenas em trânsito.[22,134]

A capacidade das plaquetas para proteger os CTC da destruição por componentes do sistema imunitário celular é aqui relevante. Mais especificamente, as plaquetas aderentes podem bloquear a capacidade das células NK de reconhecer e destruir as células tumorais. [22,135] Uma vez que os efeitos pró-metastáticos dos trombócitos já não estão presentes em ratos com esgotamento de células NK, esta protecção exclusivamente contra o ataque mediado por células NK pode constituir a vantagem mais significativa proporcionada às células cancerosas intravasculares pelas plaquetas.[22,136]

As plaquetas podem modificar as vias de sinalização intracelular dentro das células cancerosas que acabam por prejudicar a capacidade destas últimas de formar crescimentos metastáticos, para além de proteger as células tumorais circulantes de agressões externas. Notavelmente, os sinais dependentes de contacto que activam a via NF-B em células cancerígenas podem funcionar em concertação com o TGF- produzido por plaquetas desgranuladas para activar o sistema em células cancerígenas, causando ou mantendo a expressão de programas EMT nos CTCs. Esta sinalização directa entre plaquetas e células cancerígenas pode provavelmente substituir a falta de sinais derivados do estroma que anteriormente resultaram na formação de um EMT no contexto do tumor principal.[22,133]

Interacções com os Neutrófilos

Os neutrófilos podem existir em muitos estados fenotípicos que estão a mudar de forma dinâmica e podem ser influenciados pelo tumor original, bem como por outras células hospedeiras. [137] Os neutrófilos têm sido observados para prevenir metástases em algumas circunstâncias. Por exemplo, os tumores primários podem instruir os neutrófilos através da libertação de CCL2, resultando no desenvolvimento de neutrófilos com formação de tumores (TENs). Estas células têm sido relatadas como inibindo as células cancerígenas de povoar os pulmões e parecem concentrar-se na circulação e nos pulmões de ratos portadores de tumores, mesmo antes do avanço da doença metastática. Esta fraqueza dos neutrófilos activados pela terapia G-CSF sublinha o facto de que os neutrófilos podem ser preparados para assumir vários modos funcionais. [22,138]

No entanto, a fisiologia molecular e celular dos neutrófilos parece ditar que a sua função primária é aquela que favorece a sementeira metastática em parte significativa. Por exemplo, as armadilhas extracelulares de neutrófilos (NETs), que são feitas de moléculas de ADN que foram libertadas e que se destinam a enredar agentes patogénicos durante uma resposta de infecção, também podem ser utilizadas pelos neutrófilos para aprisionar células cancerosas na corrente sanguínea. Tais CTC enredados podem ser mais susceptíveis de extravasar, aderir às células endoteliais e sobreviver intraluminalmente. [22.139] As células tumorais injectadas intravenosamente no pulmão são aí retidas durante um período de tempo mais longo graças à interacção directa dos neutrófilos com as células presas na vasculatura. De forma semelhante, os neutrófilos podem promover contactos adesivos nos sinusóides do fígado, criando plataformas físicas para os CTCs atracarem antes da extravasação. Além disso, os neutrófilos Neutrófilos também promovem a extravasação de células tumorais após a paragem, principalmente através da secreção de diferentes metaloproteinases de matriz (MMPs).[22,140]

Foi também demonstrado que os neutrófilos têm propriedades imunossupressoras. Os neutrófilos podem obstruir tanto as respostas citotóxicas das células CD8+ T como a depuração intraluminal das células cancerígenas pelas células NK. São frequentemente activados através de sinalização sistémica por um tumor primário. 140 Células tumorais em trânsito beneficiam claramente desta defesa contra o ataque dos sistemas imunitários inatos e adaptativos. Por último, mas não menos importante, alguns dos efeitos mediados pelos neutrófilos podem acontecer em reacção à já mencionada agregação de plaquetas e células tumorais. Isto significa que a libertação de quimiocinas derivadas de plaquetas pode atrair neutrófilos, que podem então, como aqui relatado, aumentar a semeadura e a expansão metastática das células cancerígenas em circulação.[22,33]

EXTRAVASÃO

Os CTC ficam presos quando passam por capilares minúsculos. Ou a ruptura microvascular resulta disto, ou a célula é forçada a passar por extravasamento. [141] Os CTCs demonstram uma elevada taxa de metástases em órgãos como o fígado e osso, porque estes tecidos têm artérias sinusoidais que são extremamente permeáveis. As células extravasantes em outros órgãos devem navegar através de fortes barreiras e membranas de subsolo que são mediadas por mecanismos genéticos e moleculares.[24,142]

As quimiocinas, as células não tumorais circulantes, e as interacções liga-receptor fazem todas parte do processo intrincado conhecido como extravasamento. Mais uma vez, as integrinas são cruciais na selecção dos locais onde a extravasação e a colonização ocorrem, permitindo aos CTCs sobreviverem sem uma ancoragem.[24, 118, 143]

CTC e especificidade dos órgãos

Paget mencionou pela primeira vez o organotropismo como um componente da teoria "semente e solo". [151] Esta teoria tem sido apoiada pela investigação sobre o cancro da mama, que revelou as causas genéticas da colonização por cancro em órgãos distantes. [144] Além disso, a extravasação e colonização de células cancerígenas em locais específicos são influenciadas pelo microambiente hospedeiro e pelo processo adaptativo pelo qual passam as células cancerígenas invasivas. Por exemplo, o osso é onde o cancro da mama é mais frequentemente metástaseado, frequentemente após um longo período de latência, mostrando que as sementes da doença metastática são resistentes ao tratamento e podem reaparecer. (Fig.19). [24,144]

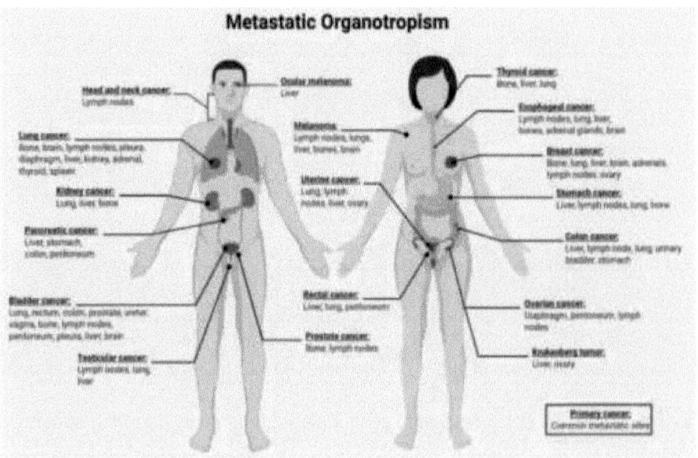

Fig 19: Organotropismo Metástático: Observações clínicas sugerem que a maioria dos cancros metástases para órgãos-alvo específicos, um processo conhecido como "organotropismo metastático". [24]

CAPÍTULO 4

COLONIZAÇÃO METASTÁTICA:

A fase terminal do desenvolvimento maligno de um tumor caracteriza-se pelo desenvolvimento de uma colónia metastática aberta. Contudo, a grande maioria das células cancerígenas em circulação parecem não estar preparadas para se desenvolverem num ambiente fora do seu órgão normal. [22,146] Mesmo as células cancerígenas extravasantes parecem destinadas a ser eliminadas do parênquima tecidual ou a entrar num estado de dormência onde persistem num estado indolente como células tumorais disseminadas solitárias (DTCs) ou como pequenos aglomerados micrometastáticos - por vezes durante semanas, meses, ou mesmo anos.[22,147]

Existem programas operacionais em DTCs inactivos antes de se voltarem para aqueles que permitem a colonização.

Programas de Dormência:

Pensa-se que os pacientes que tiveram os seus tumores iniciais tratados com sucesso, mas que ainda podem conter tais células metastáticas dormentes, têm uma doença residual mínima assintomática (DRM) (Fig. 20. A). Após as primeiras terapias eficazes, certos carcinomas podem entrar numa fase de dormência que dura muitos anos ou mesmo décadas. Uma vez que o período de dormência representa

uma janela de tempo crucial durante a qual as intervenções terapêuticas dirigidas

aos DTC - quer visando a sua eliminação, quer restringindo a sua proliferação -

podem muito bem conseguir evitar a eventual erupção de doenças metastáticas

potencialmente fatais, a compreensão das bases biológicas da dormência é da maior

importância clínica.[22]

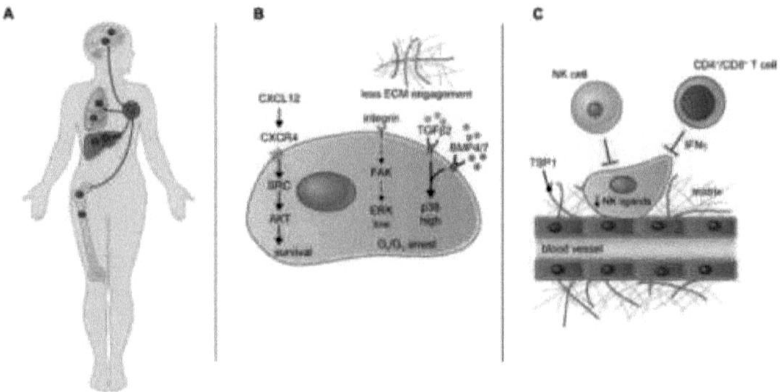

Fig 20: Programas de Dormência e Nichos

(A) As células cancerígenas que se disseminaram antes da remoção cirúrgica do tumor primário podem persistir em ambientes de tecido distantes como células cancerígenas dormentes disseminadas (DTCs). Os doentes que albergam tais reservatórios de células cancerígenas ocultas são considerados como tendo uma doença residual mínima e estão em risco acrescido de uma eventual recidiva metastática. Embora os DTC sejam mais frequentemente examinados no osso, o crescimento retardado de metástases noutros órgãos sugere que também eles podem albergar DTCs adormecidos.

(B) Os DTC dormentes dependem de vias bioquímicas de sinalização únicas que sustentam a sua sobrevivência e impõem programas de quiescência. Sinais do microambiente, tais como CXCL12, podem activar SRC e AKT para promover a sobrevivência dos DTC. A sinalização mitogénica mediada por integrina reduzida, associada às acções de certas citocinas indutoras de dormência, encerra um programa quiescente em DTC que está associado a um estado de sinalização ERK /p38 .$^{low/high}$

(C) Os DTC podem residir em nichos adormecidos como o nicho de células estaminais hematopoiéticas (não mostrado) ou o nicho perivascular aqui ilustrado. O Thrombospondin-1 (TSP1), presente na membrana do porão que envolve os vasos sanguíneos maduros, promove a dormência. As células dormentes podem escapar à detecção pelas células NK através da repressão dos ligandos activadores da NK e são provavelmente sujeitas a vigilância pelo sistema imunitário adaptativo, que pode manter as células cancerígenas num estado dormente através das acções do IFN y. [22]

Os programas de dormência podem ser iniciados quer a partir de uma resposta activa aos sinais encontrados no novo microambiente tecidular, quer a partir da ausência de sinais apropriados de que as células cancerígenas anteriormente dependiam enquanto residiam nos seus locais de origem dentro dos tumores primários. [148]

O Nicho Dormitório

Os DTC dormentes podem viver em habitats específicos (Fig. 20.C) que os ajudam a sobreviver, limitam o seu potencial proliferativo, e podem mesmo oferecer resistência às drogas terapêuticas. [22,151] A noção de que os DTC adormecidos podem ocupar um nicho normalmente ocupado por populações de células estaminais residentes em tecidos é particularmente intrigante neste contexto. Por exemplo, descobriu-se que as células cancerosas da próstata e as células estaminais hematopoiéticas (HSC) competem pela ocupação de locais no nicho endosteal. Esta competição tem lugar através do eixo de sinalização CXCL12-CXCR4, que é tipicamente utilizado para regular a fisiologia das HSC. Os DTCs podem estar prontos para reagir aos sinais quiescentes e de sobrevivência presentes no meio HSC, dado que podem visar um nicho de células estaminais com especificidade. [22,151]

Os DTCs foram descobertos para viver no nicho perivascular, um microambiente que rodeia a vasculatura, em vários órgãos, incluindo o pulmão, osso e cérebro. [151] Existe incerteza sobre se isto reflecte a sua retenção activa neste nicho ou apenas reflecte a sua incapacidade de se afastarem da vasculatura após a extravasação inicial. A descoberta de que os elementos encontrados no nicho perivascular demonstraram induzir activamente a dormência aponta para um mecanismo alternativo.[22,151]

Quando residem como células solitárias longe dos limites do microambiente do tumor primário imunossupressor, os DTCs devem defender-se contra o ataque imunitário. No entanto, no contexto dos DTCs resultantes de carcinomas, muito pouco se compreende agora sobre tais mecanismos de dormência imuno-mediada.[22]

Programas de células estaminais cancerígenas e o início da colonização metástática

Para além de facilitar a propagação física das células cancerosas a regiões anatómicas distantes, a activação do programa EMT pode também dotar estas células de características vitais de células estaminais que parecem ser extremamente críticas para a colonização metastática. Assim, a capacidade dos CSCs de iniciar tumores parece ser uma condição necessária para o estabelecimento efectivo de uma colónia metastática. Os únicos DTC capazes de agir como fundadores de colónias metastáticas, pelo menos em teoria, são os que estão presentes no estado de

CSC. Um corpo crescente de investigação, derivado principalmente de modelos animais, confirma em grande parte esta ideia.[152,22]

Parece que o potencial metastático de um carcinoma está intimamente relacionado com a sua capacidade de despachar populações de CSC que podem reiniciar o crescimento de tumores após a chegada a locais distantes. Esta noção implica que o estado celular é um determinante crítico da metástase bem sucedida, mais especificamente a residência no estado epigenético associado às CSCs.[153]

Quando as células neoplásicas isoladas de tecidos de baixa carga foram implantadas em novos animais receptores, retiveram o seu potencial tumourigénico e podiam facilmente gerar carcinomas mais diferenciados. Estes estudos fornecem mais provas em apoio da noção de que as células cancerosas estaminais servem frequentemente como fundadores de colónias metastáticas, mesmo quando tais colónias só aparecem após um grande atraso.[152]

Mecanismos de Colonização

As células cancerígenas disseminadas devem ter a capacidade de iniciar tumores e devem, de alguma forma, conceber mecanismos adaptativos que lhes permitam florescer no meio encontrado no parênquima de tecidos distantes. Estes dois pré-requisitos parecem ser cruciais para a colonização metastática. A hipótese "semente e solo", avançada por Paget no final do século XIX, propôs uma ideia adicional, nomeadamente que alguns tipos de células cancerígenas são mais capazes de produzir metástases em alguns microambientes de tecidos estranhos do que outros. [9] Paget não incluiu a ideia de que mesmo em locais tão favoráveis de metástases, os DTCs ainda requerem tipos específicos de adaptação fenotípica a fim de se multiplicarem robustamente nesses locais. [9,22]

As células cancerígenas disseminadas devem ter a capacidade de iniciar tumores e devem, de alguma forma, conceber mecanismos adaptativos que lhes permitam florescer no meio encontrado no parênquima de tecidos distantes. Estes dois pré-requisitos parecem ser cruciais para a colonização metastática. A hipótese "semente e solo", avançada por Paget no final do século XIX, propôs uma ideia adicional, nomeadamente que alguns tipos de células cancerígenas são mais capazes de produzir metástases em alguns microambientes de tecidos estranhos do que outros. [9,22] Paget não incluiu a ideia de que mesmo em locais tão favoráveis de metástases, os DTCs ainda requerem tipos específicos de adaptação fenotípica a fim de se multiplicarem robustamente nesses locais.[9,22]

Em termos mais gerais, desconhece-se ainda quais os factores que permitem e/ou encorajam o crescimento de diferentes tipos de células cancerosas em vários microambientes de tecidos distantes. A colonização metastática do osso, que tem sido observada no caso das metástases osteolíticas criadas por malignidades mamárias, é o exemplo mais bem compreendido até à data. [141] As células cancerosas da mama secretam um número de moléculas, tais como a proteína relacionada com a hormona paratiróide (PTHrP), IL-11, e MMPs, que encorajam a estimulação RANKL da actividade osteoclasta. Isto por sua vez causa a libertação de factores de crescimento da matriz óssea, que promovem a proliferação de células tumorais e a secreção de factores adicionais que aumentam a actividade osteoclasta.[22,156-158]

O Microambiente Metástático

A maioria das células residentes dentro de diferentes tipos de tecidos normais que dão origem a colónias metastáticas, pelo menos no caso de carcinomas, são basicamente os vários tipos de células mais mesenquimais que compõem o estroma associado aos tecidos e o ECM que estas células já estabeleceram. O crescimento dos metástases parece ser tão dependente do apoio do estroma como os tumores iniciais, que também são fortemente dependentes do meio do estroma que recrutaram. Alterações no seu ambiente imediato podem fazer com que as células cancerígenas passem de um estado latente para um de forte expansão.[22,159,160]

Espera-se que as células do sistema imunitário inato e do sistema imunitário adaptativo tenham um impacto na colonização metastática. Assim, a inibição da metástase foi ligada tanto às células NK como às células CD8+ T. [22] Uma população única de metástases - macrófagos associados pode ser responsável não só por provocar, mas também por sustentar o crescimento metastático, possivelmente estimulando a angiogénese. As células mielóides foram também identificadas como contribuindo significativamente para a formação de um microambiente metastásico favorável. Finalmente, descobriu-se que as respostas inflamatórias agudas provocam a proliferação de células cancerosas anteriormente adormecidas; este efeito pode ser predominantemente mediado por neutrófilos.[22,161]

Condutores Genéticos e Epigenéticos de Colonização

A explicação tradicional da tumourigénese multifásica sugere que o crescimento de tumores primários é impulsionado pela acumulação acumulada de alterações genéticas e/ou epigenéticas. O desenvolvimento de uma colónia metastática, de acordo com uma extensão lógica desta ideia, depende da aquisição de mais uma mutação somática ou grupo de mutações que permitem que as células cancerígenas se espalhem e subsequentemente se multipliquem num órgão distante. No entanto, apesar de mais de 25 anos de investigação inovadora sobre o curso em várias etapas do cancro colorrectal, não foram encontradas anomalias genéticas tipicamente ligadas ao desenvolvimento de doenças metastáticas. [22,162]

Uma teoria defende que a colonização pode estar dependente da amplificação em células metastáticas de vias de sinalização oncogénicas que tinham sido previamente activadas nas células de tumores primários, por exemplo, através do enriquecimento dos clones existentes com sinalização elevada através da via quinase MAP. [163] Os genes supressores da metástase, que foram postulados para prevenir particularmente as etapas finais da cascata de invasão da metástase, podem também precisar de ser evitados pelas células cancerígenas metastáticas. Outra potencial estratégia de colonização poderia implicar alterações epigenéticas específicas, como padrões anormais de metilação do ADN.[22]

Pesquisas recentes sugerem que as células cancerosas metastáticas têm frequentemente alterações globais na sua estrutura cromatina, para além das funções de genes específicos. Tais estados epigenéticos alterados podem tornar mais simples a adaptação do DTC a microambientes desconhecidos. Apesar destes desenvolvimentos, existe ainda uma falta de conhecimento sobre as paisagens genéticas e epigenéticas presentes nas células neoplásicas que produzem metástases humanas devido aos desafios associados à recolha e análise de amostras metastáticas.[22]

Apesar das descobertas mencionadas acima, a colonização metastática continua a ser a fase mais misteriosa e difícil de compreender experimentalmente de crescimento maligno. Pelo menos no cenário de muitos carcinomas, a dispersão física das células tumorais do tumor principal para o parênquima de órgãos distantes pode ser substancialmente compreendida através das acções de um único programa celular-biológico, o EMT. A aparente enorme complexidade da etapa final da cascata de invasão-metástase, colonização, contrasta fortemente com isto. Tentativas de derivar princípios mecanicistas amplamente aplicáveis subjacentes à colonização foram dificultadas por esta complexidade, que é sublinhada pelas múltiplas interacções heterotípicas entre as populações de células cancerosas disseminadas e os seus novos lares em órgãos distantes.[22]

DINÂMICA DA EVOLUÇÃO METASTÁTICA

À primeira vista, o processo de desenvolvimento de tumores em múltiplas etapas e a subsequente sementeira de metástases parecem seguir uma linha recta desde o tumor primário até às colónias macroscópicas metastáticas. No entanto, cada uma das fases intervenientes é na realidade complicada por uma variedade de factores.[22]

A ideia de que o crescimento tumoral segue o modelo darwiniano de crescimento evolutivo ganhou uma aceitação generalizada e tem uma influência significativa na forma como pensamos sobre a propagação da doença metastática. [164] Estudos genómicos recentes mostraram frequentemente fortes relações genéticas entre tumores primários e metástases numa variedade de tipos de cancro, sugerindo que, pelo menos em alguns casos, as células que formam uma colónia metastática derivam de uma subpopulação clonal dominante dentro do tumor primário que conseguiu completar todas as etapas necessárias para a formação tanto do tumor primário como da subsequente invasão-metástase em cascata em várias etapas.[22,165]

Esta representação implica novamente que as alterações genéticas necessárias para a conclusão da cascata invasão-metástase já estão presentes nos genomas das células tumorais em disseminação, e que a conclusão desta cascata depende exclusivamente de alterações não genéticas, especificamente programas organizados de forma epigenética que complementam mutações genéticas adquiridas anteriormente.[22]

A natureza das alterações genéticas e epigenéticas que tornam as células neoplásicas especialmente aptas a prosperar no contexto de tumores primários, bem como a forma como tais alterações afectam a propensão das células tumorais primárias para se disseminarem, permanecem sem resposta por tal esquema. Assim, as alterações fenotípicas (de origem genética e epigenética) que são vantajosas no contexto da formação de tumores primários podem, por acaso, tornar as células cancerígenas primárias mais capazes de se disseminar. Se for este o caso, as metástases resultantes podem ser subprodutos não intencionais da progressão de tumores primários. Alternativamente, muitas das características escolhidas durante a formação de tumores primários podem ser irrelevantes para o sucesso da formação de metástases.[22]

Tal lógica requer a consideração dos factores genéticos e não genéticos no trabalho dentro de tumores primários que promovem a disseminação metastática. Até à data, estes factores têm recebido pouca atenção. Actualmente sabemos muito pouco sobre a fidelidade com que os programas de diferenciação pré-existentes que operam em células de origem são transmitidos de uma forma celular hereditária aos descendentes distantes dos fundadores dos clones de células neoplásicas. Tais programas poderiam muito bem ser os determinantes dominantes da disseminação metastática, explicando porque certos subtipos de cancro humano se disseminam com frequência previsível para sítios específicos de formação de colónias metastáticas.[22,166]

Dinâmica da Progressão Tumoral e Metástase

O desenvolvimento da metástase tem sido tradicionalmente considerado como um evento relativamente tardio na progressão de tumores em várias etapas. Relatórios mais recentes, contudo, sugerem que a disseminação pode muitas vezes ocorrer cedo durante o processo de transformação neoplásica, talvez mesmo antes de as células que partem serem totalmente transformadas. Pelo menos em certos casos, isto tem sido atribuído à presença de células pré-neoplásicas residentes dentro de microambientes inflamatórios que são capazes, através de sinalização heterotípica, de activar programas EMT, resultando na expressão de fenótipos invasivos . Incorporada neste pensamento está a noção de que os EMT operam tanto em células epiteliais totalmente normais como em células epiteliais neoplásicas, sugerindo que os EMT podem também funcionar em todos os estados celulares intermediários que definem a progressão em múltiplas etapas de tumores primários.[22]

Alguns estudos dizem que a formação de metástases são eventos precoces durante a progressão do tumor. Outros estudos mostraram que a formação real de metástases distantes é um acontecimento tardio, ocorrendo muitos anos ou décadas após a transformação neoplásica inicial. Embora a própria disseminação física possa ser um evento precoce, pode ter pouca influência nas restantes etapas da cascata que resultam na geração de focos macrometastáticos. De forma diferente, não é claro se as células cancerosas disseminadas precocemente são alguma vez capazes de evoluir em locais anatómicos distantes para estados de malignidade de alto grau e desovar colónias metastáticas, situação esta que representa o modelo de "progressão paralela" da formação de metástases.[22,167,168]

Na verdade, foram propostos dois modelos gerais de disseminação metastática: o modelo de progressão paralela e o modelo de progressão linear. Segundo este último, os clones capazes de desovar metástases surgem nas fases posteriores da tumourigénese com um pequeno grau de divergência genética entre as células do tumor primário que efectivamente desovaram uma metástase e as células da própria metástase.[169]

Um factor de confusão ao avaliar a progressão linear da metástase é a diferença de tempo entre a ressecção e a amostragem do tumor primário e a da metástase. De facto, a maioria dos estudos efectuou comparações entre tecidos primários e secundários (metastáticos) que foram ressecados de forma sincronizada, enquanto outros compararam metástases amostradas até 17 anos após a ressecção dos tumores primários correspondentes; ambos encontraram semelhanças genéticas entre os dois tecidos. Estes estudos favorecem o modelo de progressão linear em vez do modelo de progressão paralela, que postula que a metástase ocorre como um evento precoce durante a tumourigénese, após o qual o tumor primário e as colónias disseminadas evoluem independentemente em locais muito afastados um do outro.[22,170]

O modelo de progressão paralela, por seu lado, está sobrecarregado com as suas próprias complicações. Assume que as células que se disseminam precocemente a partir do tumor primário são capazes de proliferar suficientemente para permitir a aquisição de mutações adicionais que as tornariam completamente transformadas e assim capazes de formar massas tumorais significativas. Dado que a colonização metastática é um processo altamente ineficiente, e dada a complexidade dos programas adaptativos essenciais, parece improvável que as células pré-neoplásicas disseminadas venham a proliferar continuamente após a sua chegada a microambientes de tecidos distantes; na ausência de proliferação contínua, parece implausível que tais células possam adquirir, através de mutações que ocorrem estocasticamente, o repertório complexo de alelos mutantes que são necessários, em conjunto, para o crescimento contínuo e expansão clonal. A resolução entre estes modelos de progressão metastática pode ser ainda mais complicada pelo facto de ter sido relatado que as metástases resultam de populações policlonais ostensivamente derivadas de CTCs agrupados, e pela observação de que os clones metastáticos podem ser transferidos entre diferentes lesões metastáticas no mesmo paciente .[40]

Um padrão metastático típico é definido como o envolvimento de sucessivos níveis anatómicos nodais, ou seja, nós submentais (IA), nós submandibulares (IB), nós jugulares superiores (II), nós jugulares médios (III), nós jugulares inferiores (IV) e nós cervicais posteriores (V) na ordem descrita. [171] (Fig. 21)

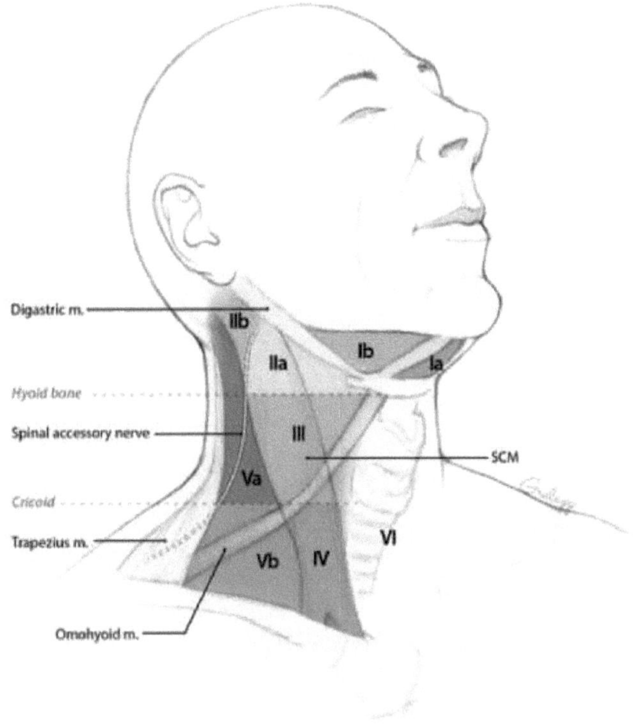

Fig 21: Níveis de gânglios linfáticos cervicais de vários triângulos do pescoço. Courtsey A.Lisa Aparência do Nódulo Linfático Cervical Normal e Marcos Anatómicos no Ultra-som do Pescoço

Normalmente, o padrão de envolvimento dos gânglios linfáticos depende principalmente do local da neoplasia primária e das vias linfáticas naturais de drenagem do local.

Em alguns casos, as células cancerígenas parecem atravessar os canais linfáticos dentro dos gânglios imediatamente próximos para ficarem presas nos gânglios linfáticos subsequentes, produzindo as chamadas metástases saltar (SM) ou metástases saltar nodal (NSM). Robins descreve a metástase saltar como as metástases encontradas num nível superior sem envolvimento do primeiro nó ou de um grupo de nódulos intermediários.[172]

Muitos estudos de investigação sugeriram que o SM é mais comum nos cancros orais, especialmente com o SCC da língua e do chão da boca, uma vez que existe frequentemente uma comunicação livre entre os dois lados da língua.[173] Os actos normais de mastigação e deglutição permitem a massagem da língua e podem encorajar a propagação linfática inicial e rápida directamente para baixo no pescoço. A língua é conhecida por ter "saltar metástases" até ao nível IV. Byers et al foram os primeiros a relatar o conceito de saltar metástases para o cancro da língua oral.[170,174]

Tem havido poucos estudos que tenham sido conduzidos por várias pessoas para ver se há metástases de saltar. Tabela 4 : Ignorar Metástase

Study conducted by	Remarks of the study
Balasubramanian et al(2012)[174]	Found that SM is rare in T1 and T2 oral tongue SCC. In selective neck dissection, inclusion of level IV is not mandatory for clinically and radiologically negative neck disease in early tumours
Lodder et al	Studies that out of 226 neck dissection performed for oral cavity cancer, skip metastases to level III or level IV occurred in 14 cases, which is about 6% of the total cases.
Woolgar JA(1999) [175]	Claimed that bilateral metastases were seen in some tumours of the floor of mouth, tongue and oropharynx

	which involved the midline. An erratic distribution of metastases suggestive of 'fast-tracking' (skip lesions and peppering) was only seen in tongue tumours. The pattern of metastatic spread indicates that level IV nodes must be included in staging and therapeutic neck dissections in tongue cancer.
Dias et al(2006)[176]	His study involving 339 patients concluded that only 2% of patients with SSC of the oral tongue and the floor of the mouth presented SM in the neck (Patel et al. 2015)
Byers et al (1997)[173]	Studied 277 untreated patients with SCC of the oral tongue. Of all patients 15.8% had skip metastases to either level III and/or level IV, without disease in level I to II
De Zinis et al	Found metastases in level IV in 15% of patients with SCC of the oral cavity who had positive lymph nodes. A total of 28% of the level IV nodes were skip metastases

Os cancros têm propensão para a metástase, enquanto que os cancros orais têm uma propensão efectiva para a metástase de saltar. O conhecimento disto é especialmente importante durante a cirurgia ou então levaria a um tratamento incompleto da malignidade por parte do cirurgião cirúrgico. [172]

Antes da operação, o diagnóstico clínico e histopatológico correcto é a única chave para a selecção do protocolo cirúrgico e da dissecção do pescoço. A presença de metástases linfonodais cervicais está associada a uma diminuição de 50% nos 5 anos de sobrevivência dos doentes com CCS oral. Como resultado, é imperativo detectar a presença de metástases linfonodais a fim de tratar eficazmente as CCS orais. No entanto, mesmo as técnicas de imagem, como a RM, USG, CT, ainda não são fiáveis para a detecção de micrometástases devido à elevada incidência de doença oculta do pescoço. A relevância de saltar as metástases para o nível IV reside especificamente na escolha da dissecção do pescoço para o tratamento. Embora as secções congeladas intra-operatórias sejam obrigatórias para diagnosticar o envolvimento de qualquer MNE e o acompanhamento pós-operatório de rotina também é razoável para verificar a existência de recidivas.[171]

CAPÍTULO 5

CONCLUSÃO

As metástases surgem de tumores sólidos quando as células cancerosas sofrem alterações e progridem através de uma cascata que cria tumores disseminados. [22,24]

A metástase é considerada como sendo tumores secundários derivados de um tumor primário. O destino das células cancerígenas disseminadas é influenciado pela interacção durante o trânsito através do sistema circulatório. O sistema imunitário pode promover e inibir a metástase e é importante conhecer os mediadores envolvidos e a forma como estes transmitem os seus efeitos, a fim de identificar novos alvos para prevenir a doença metastática. [22]

Durante a última década foram feitos progressos significativos no campo da investigação para descobrir os programas celulares e moleculares que impulsionam a metástase do cancro. [22,177,78]

O conhecimento da metástase é importante, pois o desenvolvimento de modelos de tratamento eficazes baseia-se na compreensão do processo metastático do princípio ao fim. A exploração da evolução metastática é necessária para conceber e adaptar a terapêutica e para compreender como o paciente está a responder à terapia e ao prognóstico da mesma.

REFERÊNCIAS

1. Retsas S. Cancer and the arts: metastasis-as percebidas ao longo dos tempos. Esmo Open. 2017 Jan 1;2(3).

2. Invasão e metástase. Câncer Austrália. 2014-12-16.

3. Steeg PS. Metástase de mira. A natureza revê o cancro. 2016 abr;16(4):201-18.

4. Christofori G. Novos sinais da frente invasiva. Natureza. 2006 Maio;441(7092):444-50.

5. Robert J. Biologie de la métastase. Bulletin du cancer. 2013 Abr 1;100(4):333-42.

6. Martin TA, Ye L, Sanders AJ, Lane J, Jiang WG. Invasão do cancro e metástase: perspectiva molecular e celular. InMadame Curie Bioscience Database [Internet] 2013. Landes Bioscience.

7. Baghban R, Roshangar L, Jahanban-Esfahlan R, Seidi K, Ebrahimi-Kalan A, Jaymand M, Kolahian S, Javaheri T, Zare P. Tumor complexidade microambiental e implicações terapêuticas num relance. Comunicação e Sinalização Celular. 2020 Dez;18(1):1-9.

8. Werner RA, Andree C, Javadi MS, Lapa C, Buck AK, Higuchi T, Pomper MG, Gorin MA, Rowe SP, Pienta KJ. Uma voz do passado: redescobrir o nó virchow com imagens de tomografia por tomografia de emissão de pósitrons 18F-DCFPyL com antígeno de membrana específico da próstata. Urologia. 2018 Jul 1;117:18-21.

9. Langley RR, Fidler IJ. A hipótese da semente e do solo revisitada - O papel das

interacções tumorais na metástase a diferentes órgãos. Revista internacional do cancro. 2011 Jun 1;128(11):2527-35.

10. Kinsey DL. Um estudo experimental de metástase preferencial. O cancro. 1960 Jul;13(4):674-6.

11. Schackert G, Fidler IJ. Metástase de melanomas de ratos e um fibrossarcoma no cérebro ou meninges de animais sinérgicos. Investigação do cancro. 1988 Jun 15;48(12):3478-84.

12. Greene HS, Harvey EK. A relação entre a disseminação de células tumorais e a distribuição de metástases. A investigação do cancro. 1964 Jun;24(5):799-811.

13. Auerbach R, Lu WC, Pardon E, Gumkowski F, Kaminska G, Kaminski M. Especificidade da adesão entre células tumorais murinas e endotélio capilar: um correlato in vitro de metástases preferenciais in vivo. Investigação do cancro. 1987 Mar 15;47(6):1492-6.

14. Shiozawa Y, Nie B, Pienta KJ, Morgan TM, Taichman RS. Células estaminais cancerígenas e o seu papel na metástase. Farmacologia e terapêutica. 2013 Maio 1;138(2):285-93.

15. Langley RR, Fidler IJ. A hipótese da semente e do solo revisitada - O papel das interacções tumoro-estroma em metástases para diferentes órgãos. Revista internacional do cancro. 2011 Jun 1;128(11):2527-35.

16. Hanahan D. Hallmarks of cancer: novas dimensões. A descoberta do cancro. 2022 Jan 1;12(1):31-46.

17. Hanahan D, Weinberg RA. Marcas do cancro: a célula da próxima geração. 2011 Mar 4;144(5):646-74.

18. Sutcliffe P, Connock M, Shyangdan D, Court R, Kandala NB, Clarke A. Uma revisão sistemática das provas sobre metástases malignas da coluna vertebral: história natural e tecnologias para a identificação de doentes com elevado risco de fractura vertebral e compressão da medula espinal. Health Technology Assessment (Winchester, Inglaterra). 2013 Set;17(42):1.

19. Kumar V, Abbas AK, Aster JC. Robbins e-book de patologia básica. Elsevier Health Sciences; 2017 Mar 8.

20. Karaman S, Detmar M. Mecanismos de metástase linfática. The Journal of clinical investigation. 2014 Mar 3;124(3):922-8.

21. Kim M, Koh YJ, Kim KE, Koh BI, Nam DH, Alitalo K, Kim I, Koh GY. A sinalização CXCR4 regula a metástase de células de melanoma quimiorresistentes por um nicho linfático metastásico. Investigação do cancro. 2010 Dez 15;70(24):10411-21.

22. Lambert AW, Pattabiraman DR, Weinberg RA. Princípios biológicos emergentes da metástase. Célula. 2017 Feb 9;168(4):670-91.

23. Bakhoum SF, Ngo B, Laughney AM, Cavallo JA, Murphy CJ, Ly P, Shah P, Sriram RK, Watkins TB, Taunk NK, Duran M. A instabilidade cromossómica conduz a metástase através de uma resposta citosólica de ADN. Natureza. 2018 Jan;553(7689):467-72.

24. Fares J, Fares MY, Khachfe HH, Salhab HA, Fares Y. Princípios moleculares da metástase: uma marca registrada do cancro revisitada. Trandução de sinal e terapia orientada. 2020 Mar 12;5(1):1-7.

25. Hapach LA, Mosier JA, Wang W, Reinhart-King CA. Modelos de engenharia para separar a cascata metastática. Oncologia de precisão NPJ. 2019 Ago 21;3(1):1-8.

26. Fouad YA, Aanei C. Revisitando as marcas do cancro. Revista americana de investigação sobre o cancro. 2017;7(5):1016.

27. Ye X, Weinberg RA. Plasticidade epitelial-mesenchimal: um regulador central da progressão do cancro. Tendências em biologia celular. 2015 Nov 1;25(11):675-86.

28. Nieto MA, Huang RY, Jackson RA, Thiery JP. EMT: 2016. Célula. 2016 Jun 30;166(1):21-45.

29. Katsuno Y, Lamouille S, Derynck R. TGF-ß sinalização e transição epitelial-mesquimal na progressão do cancro. Opinião actual em oncologia. 2013 Jan 1;25(1):76-84.

30. Craene BD, Berx G. Redes reguladoras que definem o EMT durante a iniciação e progressão do cancro. Nature Reviews Cancer. 2013 Fev;13(2):97-110.

31. Pastushenko I, Brisebarre A, Sifrim A, Fioramonti M, Revenco T, Boumahdi S, Van Keymeulen A, Brown D, Moers V, Lemaire S, De Clercq S. Identificação dos estados de transição tumoral que ocorrem durante o TEM. Natureza. 2018 Abr;556(7702):463-8.

32. Erdogan B, Ao M, White LM, Means AL, Brewer BM, Yang L, Washington MK, Shi C, Franco OE, Weaver AM, Hayward SW. Os fibroblastos associados ao cancro promovem a migração direccional das células cancerosas através do alinhamento da fibronectina. Journal of Cell Biology. 2017 Nov 6;216(11):3799-816.

33. Rankin EB, Giaccia AJ. Controlo hipóxico da metástase. Ciência. 2016 Abr 8;352(6282):175-80.

34. Lamouille S, Xu J, Derynck R. Mecanismos moleculares de transição epitelial-mesquimal. Nature reviews Molecular cell biology. 2014 Mar;15(3):178-96.

35. Valastyan S, Weinberg RA. Metástase tumoral: percepções moleculares e paradigmas em evolução. Célula. 2011 Oct 14;147(2):275-92.

36. Nieto MA, Huang RY, Jackson RA, Thiery JP. EMT: 2016. Célula. 2016 Jun 30;166(1):21-45.

37. Friedl P, Locker J, Sahai E, Segall JE. Classificação da invasão colectiva de células cancerígenas. Biologia das células da natureza. 2012 Ago;14(8):777-83.

38. Chung JH, Sanford E, Johnson A, Klempner SJ, Schrock AB, Palma NA, Erlich RL, Frampton GM, Chalmers ZR, Vergilio J, Rubinson DA. O perfil genómico abrangente do carcinoma espinocelular anal revela classes distintas genomicamente definidas. Anais de Oncologia. 2016 Jul 1;27(7):1336-41.

39. Veracini L, Grall D, Schaub S, Beghelli-de la Forest Divonne S, Etienne-Grimaldi MC, Milano G, Bozec A, Babin E, Sudaka A, Thariat J, Van Obberghen-Schilling E. Elevated Src actividade cinase familiar estabiliza junções à base de E-cadherina e

movimento colectivo de carcinomas de células escamosas da cabeça e pescoço. Oncotarget. 2015 Abr 4;6(10):7570.

40. Cheung KJ, Padmanaban V, Silvestri V, Schipper K, Cohen JD, Fairchild AN, Gorin MA, Verdone JE, Pienta KJ, Bader JS, Ewald AJ. As metástases policlonais do cancro da mama resultam da disseminação colectiva de aglomerados de células tumorais de queratina 14-expressoras. Actas da Academia Nacional de Ciências. 2016 Fev 16;113(7):E854-63.

41. Ye X, Tam WL, Shibue T, Kaygusuz Y, Reinhardt F, Ng Eaton E, Weinberg RA. Programas distintos de EMT controlam células estaminais mamárias normais e células iniciadoras de tumores. Natureza. 2015 Set;525(7568):256-60.

42. Chen J, Chan AW, To KF, Chen W, Zhang Z, Ren J, Song C, Cheung YS, Lai PB, Cheng SH, Ng MH. A sobreexpressão SIRT2 no carcinoma hepatocelular medeia a transição epitelial para mesenquimal pela proteína quinase B/glycogen synthase kinase- 3ß/ß-catenin sinalizadora. Hepatologia. 2013 Jun;57(6):2287-98.

43. Westcott JM, Prechtl AM, Maine EA, Dang TT, Esparza MA, Sun H, Zhou Y, Xie Y, Pearson GW. Uma subpopulação epigeneticamente distinta de células cancerosas da mama promove uma invasão colectiva. O Journal of clinical investigation. 2015 Maio 1;125(5):1927-43.

44. Attieh Y, Clark AG, Grass C, Richon S, Pocard M, Mariani P, Elkhatib N, Betz T, Gurchenkov B, Vignjevic DM. Os fibroblastos associados ao cancro levam à invasão tumoral através da montagem de fibronectina integrina-ß3-dependente. Journal of Cell Biology. 2017 Nov 6;216(11):3509-20.

45. Winkler J, Abisoye-Ogunniyan A, Metcalf KJ, Werb Z. Conceitos de remodelação de matriz extracelular na progressão de tumores e metástases. Comunicações da natureza. 2020 Oct 9;11(1):1-9.

46. Arina A, Idel C, Hyjek EM, Alegre ML, Wang Y, Bindokas VP, Weichselbaum RR, Schreiber H. Os fibroblastos associados a tumores provêm predominantemente de precursores locais e não circulantes. Actas da Academia Nacional de Ciências. 2016 Jul 5;113(27):7551-6.

47. Mezawa Y, Orimo A. Os papéis do tumor - e do carcinoma promotor de metástase - nos fibroblastos associados nos carcinomas humanos. Investigação de células e tecidos. 2016 Set;365(3):675-89.

48. Asif PJ, Longobardi C, Hahne M, Medema JP. O papel dos fibroblastos associados ao cancro na invasão do cancro e na metástase. Os cancros. 2021 set 21;13(18):4720.

49. Joshi RS, Kanugula SS, Sudhir S, Pereira MP, Jain S, Aghi MK. O papel dos fibroblastos associados ao cancro na progressão tumoral. Os cancros. 2021 Mar 19;13(6):1399.

50. Oft M, Akhurst RJ, Balmain A. Metástase é impulsionada pela elevação sequencial dos níveis H-ras e Smad2. Biologia das células naturais. 2002 Jul;4(7):487-94.

51. Jung Y, Kim JK, Shiozawa Y, Wang J, Mishra A, Joseph J, Berry JE, McGee S, Lee E, Sun H, Wang J. O recrutamento de células estaminais mesenquimais em tumores da próstata promove a metástase. Comunicações da natureza. 2013 Abr 30;4(1):1-1.

52. Eble JA, Niland S. A matriz extracelular na progressão tumoral e metástase.

Metástase clínica e experimental. 2019 Jun;36(3):171-98.

53. Santi A, Kugeratski FG, Zanivan S. Fibroblastos associados ao cancro: os arquitectos da remodelação de estroma. A proteómica. 2018 Mar;18(5-6):1700167.

54. Brabletz T, Kalluri R, Nieto MA, Weinberg RA. EMT em cancro. Nature Reviews Cancer. 2018 Fev;18(2):128-34.

55. Hwang WL, Yang MH, Tsai ML, Lan HY, Su SH, Chang SC, Teng HW, Yang SH, Lan YT, Chiou SH, Wang HW. SNAIL regula a expressão da interleucina-8, a actividade de células estaminais celíacas, e a tumorigenicidade das células do carcinoma colorrectal humano. Gastroenterologia. 2011 Jul 1;141(1):279-91.

56. Fiori ME, Di Franco S, Villanova L, Bianca P, Stassi G, De Maria R. Os fibroblastos associados ao cancro como coadjuvantes da progressão tumoral na encruzilhada do EMT e da resistência terapêutica. Cancro Molecular. 2019 Dez;18(1):1-6.

57. Mohammadi H, Sahai E. Mecanismos e impacto da mecânica tumoral alterada. Biologia das células naturais. 2018 Jul;20(7):766-74.

58. Liu T, Zhou L, Li D, Andl T, Zhang Y. Os fibroblastos associados ao cancro constroem e asseguram o microambiente tumoral. Fronteiras na biologia celular e do desenvolvimento. 2019 Abr 24;7:60.

59. Peinado PM. Lares para Metástases específicas de órgãos. Nat Rev Cancer.(17).

60. Zomer A, Maynard C, Verweij FJ, Kamermans A. Sch? fer R, Beerling E, Schiffelers RM, De Wit E, Berenguer J, Ellenbroek SIJ, et al. vivo revela a fenocópia

extracelular mediada por vesículas de comportamento metastástico. Célula. 2015;161:1046-57.

61. Weidle UH, Birzele F, Kollmorgen G, Rueger R. Os múltiplos papéis dos exosomas na metástase. Genómica do cancro e proteómica. 2017 Jan 1;14(1):1-5. Tickner JA, Urquhart AJ, Stephenson SA, Richard DJ, O'Byrne KJ. Funções e papéis terapêuticos dos exosomas no cancro. Fronteiras em oncologia. 2014 Maio 27;4:127.

62. Harris DA, Patel SH, Gucek M, Hendrix AN, Westbroek W, Taraska JW. Os exossomas libertados pelos carcinomas do cancro da mama estimulam o movimento celular. PloS um. 2015 Mar 23;10(3):e0117495.

63. Singh R, Pochampally R, Watabe K, Lu Z, Mo YY. A transferência exosome-mediatizada de miR-10b promove a invasão celular no cancro da mama. Cancro Molecular. 2014 Dez;13(1):1-1.

64. Higginbotham JN, Beckler MD, Gephart JD, Franklin JL, Bogatcheva G, Kremers GJ, Piston DW, Ayers GD, McConnell RE, Tyska MJ, Coffey RJ. Os exossomas de amphiregulinas aumentam a invasão das células cancerosas. Biologia actual. 2011 Maio 10;21(9):779-86.

65. McCready J, Sims JD, Chan D, Jay DG. A secreção de hsp90a extracelular através de exosomas aumenta a motilidade das células cancerosas: um papel para a activação do plasminogénio. Cancro BMC. 2010 Dez;10(1):1-0.

66. Fu H, Yang H, Zhang X, Xu W. Os papéis emergentes dos exosomas na interacção tumor-estámago. Journal of cancer research and clinical oncology. 2016

Set;142(9):1897- 907.

67. Soung YH, Nguyen T, Cao H, Lee J, Chung J. Papéis emergentes de exosomas na invasão do cancro e metástase. Relatórios BMB. 2016 Jan;49(1):18.

68. Goubran HA, Kotb RR, Stakiw J, Emara ME, Burnouf T. Regulation of tumor growth and metastasis: the role of tumor microenvironment. Crescimento do cancro e metástase. 2014 Jan;7:CGM-S11285.

69. Syn N, Wang L, Sethi G, Thiery JP, Goh BC. Metástase exosome-mediada: da transição epitelial-mesquímica para escapar à imuno-vigilância. Tendências em ciências farmacológicas. 2016 Jul 1;37(7):606-17.

70. Aga M, Bentz GL, Raffa S, Torrisi MR, Kondo S, Wakisaka N, Yoshizaki T, Pagano JS, Shackelford J. Exosomal HIFla apoia o potencial invasivo do carcinoma nasofaríngeo - exossomas LMP1-positivos associados. Oncogene. 2014 Set;33(37):4613- 22.

71. You Y, Shan Y, Chen J, Yue H, You B, Shi S, Li X, Cao X. Matrix metalloproteinase 13 contendo exosomas promovem a metástase do carcinoma nasofaríngeo. A ciência do cancro. 2015 Dez;106(12):1669-77.

72. Franzen CA, Blackwell RH, Todorovic V, Greco KA, Foreman KE, Flanigan RC, Kuo PC, Gupta GN. As células uroteliais sofrem uma transição epitelial para o e-mesquímico após exposição a exossomas de cancro da bexiga invasivos dos músculos. Oncogénese. 2015 Ago;4(8):e163-.

73. Jeppesen, D.K., Nawrocki, A., Jensen, S.G., Thorsen, K., Whitehead, B., Howard,

K.A., Dyrskjot, L., 0rntoft, T.F., Larsen, M.R. e Ostenfeld, M.S., 2014. A proteómica quantitativa das proteínas do exosoma da membrana fraccionada e do lúmen das células isogénicas metastáticas e não metastáticas do cancro da bexiga revela uma expressão diferencial dos factores EMT. *Proteomics, 14(6),* pp.699-712.

74. Escrevente C, Keller S, Altevogt P, Costa J. Interacção e absorção de exossomas pelas células cancerosas dos ovários. Cancro do BMC. 2011 Dez;11(1):1-0.

75. Tarbé N, Lösch S, Burtscher H, Jarsch M, Weidle UH. Identificação de genes do carcinoma pancreático do rato associados à metástase linfogénica. Investigação anticancerígena. 2002 Jul 1;22(4):2015-27.

76. Mu W, Rana S, Zöller M. A modulação da matriz hospedeira por exossomas tumorais promove a motilidade e a invasividade. Neoplasia. 2013 Ago 1;15(8):875-IN4.

77. Fabbri M, Paone A, Calore F, Galli R, Gaudio E, Santhanam R, Lovat F, Fadda P, Mao C, Nuovo GJ, Zanesi N. MicroRNAs ligam-se a receptores semelhantes a Toll-para induzir uma resposta inflamatória protésica. Actas da Academia Nacional de Ciências. 2012 Jul 31;109(31):E2110-6.

78. Ye SB, Li ZL, Luo DH, Huang BJ, Chen YS, Zhang XS, Cui J, Zeng YX, Li J. Os exossomas derivados de tumores promovem a progressão tumoral e disfunção das células T através da regulação de microRNAs exosomais enriquecidos no carcinoma nasofaríngeo humano. Oncotarget. 2014 Jul;5(14):5439.

79. Clayton A, Al-Taei S, Webber J, Mason MD, Tabi Z. Exosomas de cancro expressos CD39 e CD73, que suprimem as células T através da produção de adenosina. O

Journal of Immunology. 2011 Jul 15;187(2):676-83.

80. Peinado H, Aleckovic M, Lavotshkin S, Matei I, Costa-Silva B, Moreno-Bueno G, Hergueta-Redondo M, Williams C, García-Santos G, Ghajar CM, Nitadori-Hoshino A. Os exossomas de melanoma educam as células progenitoras da medula óssea para um fenótipo prometático através de MET. Medicina da natureza. 2012 Jun;18(6):883-91.

81. Hood JL, San RS, Wickline SA. Exossomas Liberados pelas Células de Melanoma Preparam Nodos Linfáticos de Sentinela para Metástase TumoralMelanoma Preparação de Exossomas de Nodos Linfáticos para Metástase. Investigação do cancro. 2011 Jun 1;71(11):3792-801.

82. Costa-Silva B, Aiello NM, Ocean AJ, Singh S, Zhang H, Thakur BK, Becker A, Hoshino A, Mark MT, Molina H, Xiang J. Os exossomas do cancro pancreático iniciam a formação de nichos pré-metastáticos no fígado. A biologia das células da natureza. 2015 Jun;17(6):816-26.

83. Kaur A, Ecker BL, Douglass SM, Kugel CH, Webster MR, Almeida FV, Somasundaram R, Hayden J, Ban E, Ahmadzadeh H, Franco-Barraza J. Remodelação da Matriz de Colagénio na Pele Envelhecida Promove Metástase de Melanoma e Afecta a Motilidade das Células ImuneHAPLN1 Perda na Pele Envelhecida Promove Metástase de Melanoma. A descoberta do cancro. 2019 Jan 1;9(1):64-81.

84. Ecker BL, Kaur A, Douglass SM, Webster MR, Almeida FV, Marino GE, Sinnamon AJ, Neuwirth MG, Alicea GM, Ndoye A, Fane M. Alterações Relacionadas com a

Idade no HAPLN1 Aumentam a Permeabilidade Linfática e as Vias de Afectação da Metástase de MelanomaAge- Induzida A Permeabilidade Linfática Aumenta a Metástase. A descoberta do cancro. 2019 Jan 1;9(1):82-95.

85. Flavahan WA, Gaskell E, Bernstein BE. A plasticidade epigenética e as marcas distintivas do cancro. Ciência. 2017 Jul 21;357(6348):eaal2380.

86. Helmink BA, Khan MA, Hermann A, Gopalakrishnan V, Wargo JA. O microbioma, cancro, e terapia do cancro. A medicina da natureza. 2019 Mar;25(3):377-88.

87. Pushalkar S, Hundeyin M, Daley D, Zambirinis CP, Kurz E, Mishra A, Mohan N, Aykut B, Usyk M, Torres LE, Werba G. O Microbioma do Cancro Pancreático Promove a Oncogénese por Indução de Imunidade Inata e Adaptativa

SupressãoInfluências Microbiomas Influências Pancreáticas Oncogénese. Descoberta do cancro. 2018 Abr 1;8(4):403-16.

88. Cronin M, Morrissey D, Rajendran S, El Mashad SM, Van Sinderen D, O'sullivan GC, Tangney M. Administrado oralmente bifidobactérias como veículos para a entrega de agentes a tumores sistémicos. Terapia Molecular. 2010 Jul 1;18(7):1397-407.

89. Panebianco C, Andriulli A, Pazienza V. Pharmacomicrobiomics: exploração das interacções droga-microbiota em terapias anticancerígenas. Microbioma. 2018 Dez;6(1):1-3.

90. Lehouritis P, Cummins J, Stanton M, Murphy CT, McCarthy FO, Reid G, Urbaniak C, Byrne WL, Tangney M. As bactérias locais afectam a eficácia dos medicamentos

quimioterápicos. Relatórios científicos. 2015 Set 29;5(1):1-2.

91. Geller LT, Barzily-Rokni M, Danino T, Jonas OH, Shental N, Nejman D, Gavert N, Zwang Y, Cooper ZA, Shee K, Thaiss CA. Potencial papel das bactérias intratumor na mediação da resistência tumoral à gemcitabina da droga quimioterápica. Ciência. 2017 Set 15;357(6356):1156-60.

92. Alexander JL, Wilson ID, Teare J, Marchesi JR, Nicholson JK, Kinross JM. Modulação da eficácia e toxicidade da quimioterapia por microbiota intestinal. Nature Reviews Gastroenterologia & Hepatologia. 2017 Jun;14(6):356-65.

93. Yu T, Guo F, Yu Y, Sun T, Ma D, Han J, Qian Y, Kryczek I, Sun D, Nagarsheth N, Chen Y. Fusobacterium nucleatum promove a quimiorresistência ao cancro colorrectal através da modulação da autofagia. Célula. 2017 Jul 27;170(3):548-63.

94. Panda A, Mehnert JM, Hirshfield KM, Riedlinger G, Damare S, Saunders T, Kane M, Sokol L, Stein MN, Poplin E, Rodriguez-Rodriguez L. Activação imunitária e beneficiar de avelumab em cancro gástrico EBV-positivo. JNCI: Journal of the National Cancer Institute. 2018 Mar 1;110(3):316-20.

95. Host KM, Jacobs SR, West JA, Zhang Z, Costantini LM, Stopford CM, Dittmer DP, Damania B. O herpesvírus associado ao sarcoma de Kaposi aumenta a expressão de PD-L1 e de citocinas pró-inflamatórias em monócitos humanos. MBio. 2017 Set 1;8(5):e00917-17.

96. Smola S. Imunopatogénese de cancros associados ao HPV e perspectivas de imunoterapia. Vírus. 2017 Set 12;9(9):254.

97. Masri S, Sassone-Corsi P. A ligação emergente entre cancro, metabolismo, e ritmos circadianos. A medicina da natureza. 2018 Dez;24(12):1795-803.

98. Papantoniou K, Castaño-Vinyals G, Espinosa A, Aragonés N, Pérez-Gómez B, Burgos J, Gómez-Acebo I, Llorca J, Peiró R, Jimenez-Moleón JJ, Arredondo F. Trabalho no turno da noite, cronótipo e risco de cancro da próstata no estudo de controlo de casos de dor MCC-S. Revista internacional sobre o cancro. 2015 Set 1;137(5):1147-57.

99. Straif K, Baan R, Grosse Y, Secretan B, El Ghissassi F, Bouvard V, Altieri A, Benbrahim-Tallaa L, Cogliano V, WHO International Agency for Research on Cancer Monograph Working Group. Carcinogenicidade do trabalho por turnos, pintura, e combate ao fogo.1

100.   Srour B, Plancoulaine S, Andreeva VA, Fassier P, Julia C, Galan P, Hercberg S, Deschasaux M, Latino-Martel P, Touvier M. Circadian comportamentos nutricionais e risco de cancro: Novos conhecimentos do estudo de coorte prospectivo da NutriNet-santé: Renúncias de responsabilidade. International Journal of Cancer. 2018 Nov 15;143(10):2369-79.

101.   Altman BJ, Hsieh AL, Sengupta A, Krishnanaiah SY, Stine ZE, Walton ZE, Gouw AM, Venkataraman A, Li B, Goraksha-Hicks P, Diskin SJ. MYC perturba o relógio circadiano e o metabolismo nas células cancerígenas. Metabolismo celular. 2015 Dez 1;22(6):1009-19.

102.   Huber AL, Papp SJ, Chan AB, Henriksson E, Jordan SD, Kriebs A, Nguyen M, Wallace M, Li Z, Metallo CM, Lamia KA. CRY2 e FBXL3 degradam

cooperativamente c-MYC. Célula molecular. 2016 Nov 17;64(4):774-89.

103.   Shostak A, Ruppert B, Ha N, Bruns P, Toprak UH, Eils R, Schlesner M,

Diernfellner A, Brunner M. A repressão genética dependente de MYC/MIZ1

coordena inversamente o relógio circadiano com o ciclo e a proliferação celular.

Comunicações da natureza. 2016 Jun 24;7(1):1-1.

104.   Pascual G, Avgustinova A, Mejetta S, Martín M, Castellanos A, Attolini CS,

Berenguer A, Prats N, Toll A, Hueto JA, Bescós C. Atingindo células iniciadoras de

metástases através do receptor de ácido gordo CD36. Natureza. 2017

Jan;541(7635):41-5.

105.   Pommier A, Anaparthy N, Memos N, Kelley ZL, Gouronnec A, Yan R,

Auffray C, Albrengues J, Egeblad M, lacobuzio-Donahue CA, Lyons SK. O stress do

retículo endoplasmático não resolvido gera metástases imuno-resistentes e latentes do

cancro pancreático. Ciência. 2018 Jun 15;360(6394):eaao4908.

106.   Reymond N, d'Agua BB, Ridley AJ. Atravessar a barreira endotelial durante a

metástase. Nature Reviews Cancer. 2013 Dez;13(12):858-70.

107.   Bockhorn M, Jain RK, Munn LL. Mecanismos activos versus passivos na

metástase: as células cancerosas rastejam para dentro de vasos, ou são empurradas? A

oncologia da lanceta. 2007 1;8(5):444-8 de Maio.

108.   Denais CM, Gilbert RM, Isermann P, McGregor AL, Te Lindert M, Weigelin

B, Davidson PM, Friedl P, Wolf K, Lammerding J. Ruptura e reparação do envelope

nuclear durante a migração das células cancerígenas. Ciência. 2016 Abr

15;352(6283):353-8.

109. Hamidi H, Ivaska J. Cada passo do caminho: integrinas na progressão do cancro e metástase. Nature Reviews Cancer. 2018 Set;18(9):533-48.

110. Padmanaban V, Krol I, Suhail Y, Szczerba BM, Aceto N, Bader JS, Ewald AJ. O E-cadherin é necessário para metástases em múltiplos modelos de cancro da mama. Natureza. 2019 Set;573(7774):439-44.

111. Pantel K, Speicher MR. A biologia das células tumorais circulantes. Oncogene. 2016 Mar;35(10):1216-24.

112. Gao H, Chakraborty G, Lee-Lim AP, Mo Q, Decker M, Vonica A, Shen R, Brogi E, Brivanlou AH, Giancotti FG. O inibidor de BMP Coco reactiva as células cancerosas da mama em locais de metástase pulmonar. Células. 2012 Ago 17;150(4):764-79.

113. Lu X, Mu E, Wei Y, Riethdorf S, Yang Q, Yuan M, Yan J, Hua Y, Tiede BJ, Lu X, Haffty BG. O VCAM-1 promove a expansão osteolítica da micrometástase óssea indolente do cancro da mama através do envolvimento de progenitores osteoclastos a4ß1-positivos. Célula cancerígena. 2011 Dez 13;20(6):701-14.

114. Ankrum JA, Ong JF, Karp JM. Células estaminais mesenquimais: imune evasivo, não imune privilegiado. Biotecnologia da natureza. 2014 Mar;32(3):252-60.

115. Duda DG, Duyverman AM, Kohno M, Snuderl M, Steller EJ, Fukumura D, Jain RK. As células malignas facilitam a metástase pulmonar, trazendo o seu próprio solo. Actas da Academia Nacional de Ciências. 2010 Dez 14;107(50):21677-82.

116.   Lixivia J, Morton JP, Sansom JO. Neutrófilos: A entrar nos mecanismos mielóides da metástase. Imunologia Molecular. 2019 Jun 1;110:69-76.

117.   Gay LJ, Felding-Habermann B. Contribuição das plaquetas para a metástase tumoral. Nature Reviews Cancer. 2011 Fev;11(2):123-34.

118.   Strilic B, Offermanns S. Sobrevivência intravascular e extravasamento de células tumorais. Células cancerígenas. 2017 Set 11;32(3):282-93.

119.   Stoletov K, Kato H, Zardouzian E, Kelber J, Yang J, Shattil S, Klemke R. Visualização da dinâmica de extravasamento de células tumorais metastáticas. Diário da ciência celular. 2010 Jul 1;123(13):2332-41.

120.   Raskov H, Orhan A, Salanti A, Gögenur I. Nichos pré-metastáticos, exosomas e células tumorais circulantes: Mecanismos precoces de disseminação tumoral e a relação com a cirurgia. International Journal of Cancer. 2020 Jun 15;146(12):3244-55.

121.   Szczerba BM, Castro-Giner F, Vetter M, Krol I, Gkountela S, Landin J, Scheidmann MC, Donato C, Scherrer R, Singer J, Beisel C. Neutrófilos escoltam as células tumorais circulantes para permitir a progressão do ciclo celular. Natureza. 2019 Fev;566(7745):553-7.

122.   Van Helvert S, Storm C, Friedl P. Mechanoreciprocity na migração celular. Biologia das células naturais. 2018 Jan;20(1):8-20.

123.   Follain G, Osmani N, Azevedo AS, Allio G, Mercier L, Karreman MA, Solecki G, León MJ, Lefebvre O, Fekonja N, Hille C. Forças hemodinâmicas afinam

a detenção, adesão, e extravasamento de células tumorais circulantes. Células de desenvolvimento. 2018 Abr 9;45(1):33-52.

124.   Goetz JG. As metástases combinam com o fluxo. Ciência. 2018 Nov 30;362(6418):999- 1000.

125.   Le Gal K, Ibrahim MX, Wiel C, Sayin VI, Akula MK, Karlsson C, Dalin MG, Akyürek LM, Lindahl P, Nilsson J, Bergo MO. Os antioxidantes podem aumentar a metástase de melanoma em ratos. Medicina translacional científica. 2015 Oct 7;7(308):308re8-.

126.   Jayatilaka H, Tyle P, Chen JJ, Kwak M, Ju J, Kim HJ, Lee JS, Wu PH, Gilkes DM, Fan R, Wirtz D. O caminho de sinalização sinergético IL-6 e IL-8 de parácrinas infere uma estratégia para inibir a migração de células tumorais. Comunicações da natureza. 2017 Maio 26;8(1):1-2.

127. Wellenstein MD, Coffelt SB, Duits DE, van Miltenburg MH, Slagter M, de Rink I, Henneman L, Kas SM, Prekovic S, Hau CS, Vrijland K. A perda de p53 desencadeia uma inflamação sistémica dependente de WNT para conduzir metástases de cancro da mama. Natureza. 2019 Ago;572(7770):538-42.

128. Shaw, J.A., Guttery, D.S., Hills, A., Fernandez-Garcia, D., Page, K., Rosales, B.M., Goddard, K.S., Hastings, R.K., Luo, J., Ogle, O. e Woodley, L., 2017. Análise de Mutação de DNA Livre de Células e Células Tumor Circulante Únicas em Pacientes com Câncer de Mama Metástático com Contagem de Células Tumor Circulante ElevadaAnálise Mutação de cfDNA e CTCs Únicos em MBC. *Clinical Cancer Research, 23(1),* pp.88-96.

129. Joosse SA, Gorges TM, Pantel K. Biologia, detecção, e implicações clínicas das células tumorais circulantes. Medicina molecular EMBO. 2015 Jan;7(1):1-1.

130. Galanzha EI, Menyaev YA, Yadem AC, Sarimollaoglu M, Juratli MA, Nedosekin DA, Foster SR, Jamshidi-Parsian A, Siegel ER, Makhoul I, Hutchins LF. Biopsia líquida in vivo utilizando plataforma citofónica para detecção fotoacústica de células tumorais circulantes em doentes com melanoma. Medicina translacional científica. 2019 Jun 12;11(496):eaat5857.

131. Karaman S, Detmar M. Mecanismos de metástase linfática. The Journal of clinical investigation. 2014 Mar 3;124(3):922-8.

132. Headley MB, Bins A, Nip A, Roberts EW, Looney MR, Gerard A, Krummel MF. Visualização de respostas imunitárias imediatas às células metastáticas pioneiras no pulmão. Natureza. 2016 Mar;531(7595):513-7.

133. Labelle M, Begum S, Hynes RO. As plaquetas guiam a formação de nichos metastáticos precoces. Actas da Academia Nacional de Ciências. 2014 Jul 29;111(30):E3053-61.

134. Gay LJ, Felding-Habermann B. Contribuição das plaquetas para a metástase tumoral. Nature Reviews Cancer. 2011 Fev;11(2):123-34.

135. Kopp HG, Placke T, Salih HR. O factor de crescimento transformador derivado da placa -ß down-regula o NKG2D, inibindo assim a reactividade natural das células assassinas antitumoral. Investigação do cancro. 2009 Oct 1;69(19):7775-83.

136.   Palumbo, J.S., Talmage, K.E., Massari, J.V., La Jeunesse, C.M., Flick, M.J., Kombrinck, K.W., Hu, Z., Barney, K.A. e Degen, J.L., 2007. O factor tumoral associado às células e os factores hemostáticos circulantes cooperam para aumentar o potencial metastático através de mecanismos naturais dependentes e independentes das células assassinas. *Blood, The Journal of the American Society of Hematology, 110*(1), pp.133-141.

137.   Fridlender ZG, Sun J, Kim S, Kapoor V, Cheng G, Ling L, Worthen GS, Albelda SM. Polarização do fenótipo de neutrófilos associados ao tumor por TGF-ß: "N1" versus "N2" TAN. Célula cancerígena. 2009 Set 8;16(3):183-94.

138.   Granot Z, Henke E, Comen EA, King TA, Norton L, Benezra R. Tumor entrava neutrófilos inibindo a sementeira no pulmão pré-metastásico. Célula cancerígena. 2011 Set 13;20(3):300-14.

139.   Huh SJ, Liang S, Sharma A, Dong C, Robertson GP. Células de Tumor Circulante Transientemente Envolvidas Interagindo com os Neutrófilos para Facilitar o Desenvolvimento da Metástase PulmonarNeutrofilo-Mediado Extravasamento de Células de Melanoma. Investigação do cancro. 2010 Jul 15;70(14):6071-82.

140.   Spiegel A, Brooks MW, Houshyar S, Reinhardt F, Ardolino M, Fessler E, Chen MB, Krall JA, DeCock J, Zervantonakis IK, Iannello A. Neutrófilos Suprimir Células Intraluminal NK Tumor-Mediadas Limpeza e Extravasamento de Células de Carcinoma DisseminadasNeutrophil-Mediated Tumor Cell Survival and Extravasation. Descoberta do cancro. 2016 Jun 1;6(6):630-49.

141.   Massagué J, Obenauf AC. Colonização metástática através da circulação de

células tumorais. Natureza. 2016 Jan;529(7586):298-306.

142.   Barkan D, Kleinman H, Simmons JL, Asmussen H, Kamaraju AK,
Hoenorhoff MJ, Liu ZY, Costes SV, Cho EH, Lockett S, Khanna C. Inibição do
crescimento metastático a partir de células tumorais adormecidas únicas, visando o
citoesqueleto. Investigação do cancro. 2008 Ago 1;68(15):6241-50.

143.   Trimboli AJ, Fukino K, De Bruin A, Wei G, Shen L, Tanner SM, Creasap N,
Rosol TJ, Robinson ML, Eng C, Ostrowski MC. Provas directas de transições
epiteliais no cancro da mama. Investigação do cancro. 2008 Fev 1;68(3):937-45.

144.   Nguyen DX, Massagué J. Genetic determinants of cancer metastasis. Nature
Reviews Genetics. 2007 Maio;8(5):341-52.

145.   Croucher PI, McDonald MM, Martin TJ. Metástase óssea: a importância da
vizinhança. A natureza revê o cancro. 2016 Jun;16(6):373-86.

146.   Chambers AF, Groom AC, MacDonald IC. Disseminação e crescimento de
células cancerígenas em sítios metastáticos. Nature Reviews Cancer. 2002
Ago;2(8):563-72.

147.   Luzzi KJ, MacDonald IC, Schmidt EE, Kerkvliet N, Morris VL, Chambers
AF, Groom AC. Natureza multifásica da ineficiência metastática: dormência de
células solitárias após extravasamento bem sucedido e sobrevivência limitada de
micrometástases precoces. A revista americana de patologia. 1998 Set
1;153(3):865-73.

148.   Giancotti FG. Mecanismos que regem a dormência metastática e a

reactivação. Célula. 2013 Nov 7;155(4):750-64.

149.   Bragado P, Estrada Y, Parikh F, Krause S, Capobianco C, Farina HG, Schewe DM, Aguirre-Ghiso JA. TGF-ß2 dita o destino das células tumorais disseminadas nos órgãos alvo através de sinalização TGF-ß-RIII e p38a/ß. Biologia das células da natureza. 2013 Nov;15(11):1351-61.

150.   Sosa MS, Bragado P, Aguirre-Ghiso JA. Mecanismos de dormência das células cancerosas disseminadas: um campo de despertar. Nature Reviews Cancer. 2014 Set;14(9):611-22.

151.   Ghajar CM. Prevenção da metástase, visando o nicho dormente. Nature Reviews Cancer. 2015 Abr;15(4):238-47.

152.   Mani SA, Guo W, Liao MJ, Eaton EN, Ayyanan A, Zhou AY, Brooks M, Reinhard F, Zhang CC, Shipitsin M, Campbell LL. A transição epitelial-mesquimal gera células com propriedades de células estaminais. Células. 2008 Maio 16;133(4):704- 15.

153.   Oskarsson T, Batlle E, Massague J. Células estaminais metástáticas: fontes, nichos, e caminhos vitais. Células estaminais celulares. 2014 Mar 6;14(3):306-21.

154.   Lawson DA, Bhakta NR, Kessenbrock K, Prummel KD, Yu Y, Takai K, Zhou A, Eyob H, Balakrishnan S, Wang CY, Yaswen P. A análise de célula estaminal única revela um programa de células estaminais em células cancerosas da mama metastáticas humanas. Natureza. 2015 Out;526(7571):131-5.

155.   Piskounova E, Agathocleous M, Murphy MM, Hu Z, Huddlestun SE, Zhao Z,

Leitch AM, Johnson TM, DeBerardinis RJ, Morrison SJ. O stress oxidativo inibe a metástase distante por células de melanoma humano. Natureza. 2015 Nov;527(7577):186-91.

156.   Mundy GR. Metástase óssea: causas, consequências e oportunidades terapêuticas. Nature Reviews Cancer. 2002 Ago;2(8):584-93.

157.   Weilbaecher KN, Guise TA, McCauley LK. Cancro aos ossos: uma atracção fatal. Nature Reviews Cancer. 2011 Jun;11(6):411-25.

158.   Ross JB, Huh D, Noble LB, Tavazoie SF. Identificação de determinantes moleculares da reiniciação de tumores primários e metastáticos no cancro da mama. Biologia das células da natureza. 2015 Maio;17(5):651-64.

159.   Hanahan D, Coussens LM. Acessórios para o crime: funções das células recrutadas para o microambiente tumoral. Células cancerígenas. 2012 Mar 20;21(3):309-22.

160.   Erler JT, Bennewith com KL, Cox TR, Lang G, Bird D, Koong A, Le QT, Giaccia AJ. A lisil oxidase induzida por hipoxia é um mediador crítico do recrutamento de células da medula óssea para formar o nicho pré-metastático. Célula cancerígena. 2009 Jan 6;15(1):35-44.

161.   Qian B, Deng Y, Im JH, Muschel RJ, Zou Y, Li J, Lang RA, Pollard JW. Uma população de macrófagos distinta medeia a extravasação, estabelecimento e crescimento de células metastáticas do cancro da mama. PloS um. 2009 Ago 10;4(8):e6562.

162.   Fearon ER, Vogelstein B. Um modelo genético para colorectal tumorigenesis. célula. 1990 Jun 1;61(5):759-67.

163.   Vanharanta S, Massagué J. Origens de traços metastáticos. Célula cancerígena. 2013 Oct 14;24(4):410-21.

164.   Nowell PC. A Evolução Clonal das Populações de Células Tumor: A capacidade genética adquirida permite uma selecção escalonada de sub-linhas variantes e está subjacente à progressão tumoral. Ciência. 1976 Oct 1;194(4260):23-8.

165.   Naxerova K, Jain RK. Usando a filogenética tumoral para identificar as raízes da metástase em humanos. Revisões da natureza Oncologia clínica. 2015 Maio;12(5):258-72.

166.   Proia TA, Keller PJ, Gupta PB, Klebba I, Jones AD, Sedic M, Gilmore H, Tung N, Naber SP, Schnitt S, Lander ES. A predisposição genética dirige o fenótipo do cancro da mama, ditando o destino das células progenitoras. Célula estaminal celular. 2011 Feb 4;8(2):149-63.

167.   Weng D, Penzner JH, Song B, Koido S, Calderwood SK, Gong J. Metástase é um evento precoce em carcinomas mamários de ratos e está associado a células com marcadores de células estaminais. Investigação do cancro da mama. 2012 Fev;14(1):1-3.

168.   Yachida S, Jones S, Bozic I, Antal T, Leary R, Fu B, Kamiyama M, Hruban RH, Eshleman JR, Nowak MA, Velculescu VE. A metástase à distância ocorre

tardiamente durante a evolução genética do cancro pancreático. Natureza. 2010 Oct;467(7319):1114-7.

169.   Turajlic S, Swanton C. Metastasis como um processo evolutivo. Ciência. 2016 Abr 8;352(6282):169-75.

170.   Liu W, Laitinen S, Khan S, Vihinen M, Kowalski J, Yu G, Chen L, Ewing CM, Eisenberger MA, Carducci MA, Nelson WG. A análise do número de cópias indica a origem monoclonal do cancro da próstata metastásico letal. Medicina da natureza. 2009 Maio;15(5):559-65.

171.   Ajit D Joshi. "Skip Metastasis in Oral Cancer": An Obnoxious Phenomenon".Acta Scientific Biology3.12 (2019): 18-20.

172.   Patel S, Sakthivel P, Singh I, Gulati A, Gupta D. Frequência de saltar metástases no cancro oral: uma visão geral. Int J Head Neck Surg. 2015;6:80-5.

173.   Byers T, Levin B, Rothenberger D, Dodd GD, Smith RA, American Cancer Society Detection And Treatment Advisory Group on Colorectal Cancer). American Cancer Society guidelines for screening and surveillance for early detection of colorectal polyps and cancer: update 1997. CA: uma revista sobre o cancro para clínicos. 1997 Maio;47(3):154-60.

174.   Balasubramanian D, Thankappan K, Battoo AJ, Rajapurkar M, Kuriakose MA, Iyer S. Isolated skip nodal metástase é rara no carcinoma espinocelular de língua oral T1 e T2. Otorrinolaringologia - Cirurgia do Cabeço e do Pescoço. 2012 Ago;147(2):275-7.

175.   Woolgar JA, Rogers S, West CR, Errington RD, Brown JS, Vaughan ED.

Sobrevivência e padrões de recorrência em 200 doentes com cancro oral tratados por

cirurgia radical e dissecção do pescoço. Oncologia oral. 1999 1;35(3):257-65 de

Maio.

176.   Dias FL, Lima RA, Kligerman J, Farias TP, Soares JR, Manfro G, Sa GM.

Relevância de saltar metástases para o carcinoma de células escamosas da língua oral

e do chão da boca. Otorrinolaringologia - Cirurgia do Cabeço e do Pescoço. 2006

Mar;134(3):460- 5.

177.   Khan I, Steeg PS. Supressores de metástases: percursos funcionais.

Investigação laboratorial. 2018 Fev;98(2):198-210.

178.   Fares J, Kanojia D, Rashidi A, Ahmed AU, Balyasnikova IV, Lesniak MS.

Ensaios clínicos de diagnóstico em metástases cerebrais do cancro da mama:

barreiras e inovações. Câncer de mama clínico. 2019 Dez 1;19(6):383-91.

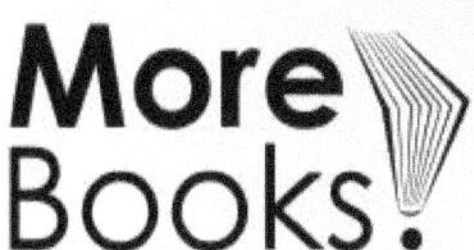

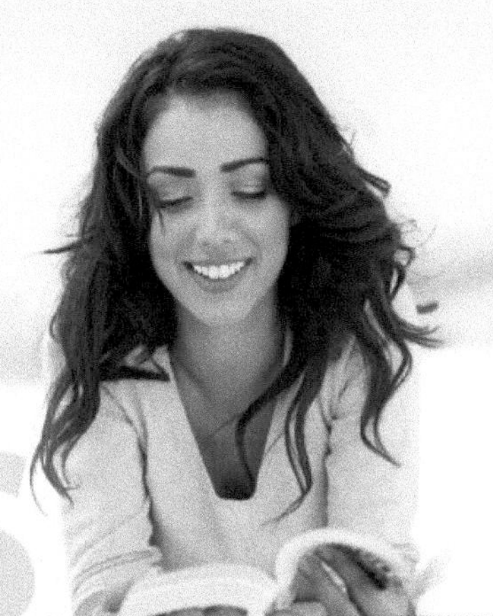

yes **I want** morebooks!

Buy your books fast and straightforward online - at one of world's fastest growing online book stores! Environmentally sound due to Print-on-Demand technologies.

Buy your books online at
www.morebooks.shop

Compre os seus livros mais rápido e diretamente na internet, em uma das livrarias on-line com o maior crescimento no mundo! Produção que protege o meio ambiente através das tecnologias de impressão sob demanda.

Compre os seus livros on-line em
www.morebooks.shop

info@omniscriptum.com
www.omniscriptum.com

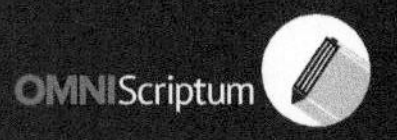

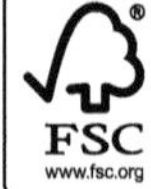

Printed by Books on Demand GmbH, Norderstedt / Germany